銀髮樂齡族

延齡回春寶典

57種 中老年常見疾病
對症飲食調養 完全指南

孟昭泉 主任醫師、**孫樹印** 主任醫師————著

本書內容是孟昭泉醫師、孫樹印醫師多年來研究的精華彙集，其內容普遍適用於一般社會大眾；但由於個人體質多少有些互異，若在參閱、採用本書的建議後仍未能獲得改善或仍有所疑慮，建議您還是向專科醫師諮詢，才能為您的健康做好最佳的把關。

前言

　　當患了某種疾病之後，飲食和用藥上需要注意什麼；哪些食物或藥物吃了不利於疾病的治療，甚或會加重病情；哪些食物吃了不利於所服藥物療效的發揮，甚至降低藥效或發生不良反應；哪些藥物不能同時服用，需間隔用藥；哪些藥物之間及與食物之間相忌，這些都是醫者、患者及患者家屬十分關心的問題。為此，依據人們日常生活的實際需求，我們組織醫學、藥學、營養學專家及專業技術人員，編寫了《銀髮樂齡族：延齡回春寶典》一書。

　　本書主要介紹中老年常見病，每種疾病按飲食建議、飲食搭配、食療方、飲食不宜進行詳細闡述。本書言簡意賅，內容全面，條理清楚，科學性及實用性強，是適合各級醫護人員及社會各界人士閱讀的醫療保健讀物。

　　本書在編寫過程中，曾得到有關專業技術人員的積極配合與大力支持，在此一併表示感謝。本書雖經反覆推敲，積極努力初成新書，但仍感未臻完美，爭議亦在所難免，然金拭而後發光，玉琢而後成器，真理於爭議中益明，學術於批評中發展。編者拋磚引玉之意，寄厚望予同仁及廣大讀者賜教。

孟照泉、孫樹印

CONTENTS

CHAPTER 2　外科常見疾病

CHAPTER 3　婦產科常見疾病

CHAPTER

1

內科
常見疾病

1 支氣管氣喘

　　支氣管氣喘是一種常見的發作性肺部過敏性疾病，是多種炎症細胞參與的氣管慢性炎症。臨床上表現為反覆發作性的喘息、呼氣性呼吸困難、胸悶或咳嗽等症狀，常在夜間和（或）清晨發作、加劇，常出現廣泛多變的可逆性氣流受限，多數患者可自行緩解或經治療後緩解。氣喘的病因認為與多基因遺傳有關，受遺傳因素和環境因素的雙重影響。氣喘常需抗痙攣及抗過敏治療。

飲食建議

❶ 富含蛋白質

　　氣喘消耗蛋白質，為補償體內消耗，宜食用雞蛋、牛奶、豬瘦肉以及豆製品，如豆漿、豆腐等，但過敏者除外。

❷ 富含維生素 C、維生素 A

　　維生素 A 能維持上皮細胞健康，對因氣喘受到損害的肺泡有修復作用。維生素 C 能增強機體抗病力，可預防上呼吸道感染和治療氣喘。維生素 C 多存在於新鮮蔬菜和水果中，如柑、橘、橙、柚、番茄、菠菜、大白菜、小白菜、白蘿蔔等。維生素 A 多存在於動物性食物中，如肝、蛋黃、奶油、黃油等。

③ 咖啡

咖啡因能擴張支氣管，有助於減輕或防止支氣管氣喘症狀，1 日喝 3 杯咖啡所產生的支氣管擴張效果相當於使用氨茶鹼的標準用量，所以，適量喝咖啡對支氣管氣喘患者有益。

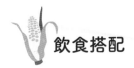 飲食搭配

① 紫蘇葉與粳米

紫蘇葉能發散風寒、健胃止吐、理氣化痰、解毒除悶。與粳米搭配熬製成粥，有平喘作用，適於支氣管氣喘及支氣管炎患者食用。

② 銀耳、燕窩與冰糖

用瓷罐或蓋碗盛入燕窩、銀耳、冰糖，隔水燉熟後食用，可治療支氣管氣喘、支氣管炎、肺源性心臟病。

③ 黑木耳與冰糖

共同加水煮熟，常食可治療支氣管氣喘。

食療方

🍃 **冰糖蒸白梨**：白梨 250 g，冰糖 50 g。將白梨洗淨去核及蒂後切塊，放入碗中，加冰糖、適量水，隔水入鍋蒸至梨熟軟即可。早晚 2 次服用，連服 5 天為一個療程。清心潤肺、化痰定喘止咳，適用於肺虛型氣喘患者。

🍃 **八寶燉雞**：母雞 1 隻，粳米 60 g，蓮肉、香菇各 20 g，蝦肉 15 g，豌豆 75 g，薏仁、火腿肉、芡實各 30 g，鹽、胡椒粉、太白粉各適量。母雞、

粳米洗淨，粳米泡漲；香菇洗淨切丁；火腿肉、蝦肉切丁；蓮肉、粳米、火腿肉加鹽、胡椒粉、太白粉拌勻，將所有原料一起放入雞腹，隔水蒸2小時至雞肉熟軟即可。雞肉切碎裝盤，肉藥共食，2～3次食用完，隔3日後視情況再食用。滋腎益肺、健脾祛濕、止咳平喘，適用於脾虛型氣喘患者。

🌿 **貝母甲魚湯**：甲魚1隻，貝母10 g，鹽、料酒、蔥、薑各適量。甲魚處理乾淨，將貝母放入甲魚腹內，隨後用蔥、料酒、鹽、薑入味之後，放入燉盅並加水，下鍋隔水燉2小時左右，至肉熟軟。每日分2次食完，隔5天服1次。益腎健脾、滋陰補肺、平喘止咳，適用於肺虛型氣喘患者。

飲食不宜

熱喘患者應忌熱性食物，如羊肉、牛肉、韭菜、蔥、大蒜、辣椒等；寒喘患者應忌食梨、荸薺、生菜及海味、鹹寒、油膩食物。除此之外，還不宜食用下列食物。

❶ 酒及辛辣、刺激性食物

酒以及辛辣、刺激性食物可誘發或加重氣喘病情，因此，氣喘患者不宜食用。

❷ 易過敏食物

過敏性氣喘患者應忌食易引起過敏的食物，如魚、蝦、牛肉、牛奶、雞蛋、豆腐乳、公雞肉、蜂蜜、巧克力、羊肉等。但應經自身經驗，確實能引起過敏的食物，才應忌口，不然禁食過多，會削弱機體抗病能力。

❸ 冷飲

中醫認為，氣喘與大量食用生冷食物有關，並有「冬病夏治」之說，氣

喘病程長，對其在夏季以補肺、補腎治療為主。治療時，忌食冷飲。秋季是氣喘的好發季節，而寒冷也是氣喘的誘因，冷空氣和冷飲會導致氣喘發作。此外，冷飲還會引起脾胃失調，故應忌食冷飲。

④ **過甜食物**

過甜食物可使人體濕熱蘊積而成痰，而氣喘患者自身就多痰，食用過甜食物會使痰飲聚積而加重病情。

⑤ **薺菜**

氣喘為支氣管平滑肌痙攣、管道變窄、通氣不暢所致的疾病。薺菜有收縮支氣管平滑肌的作用，可加重氣喘患者的病情。

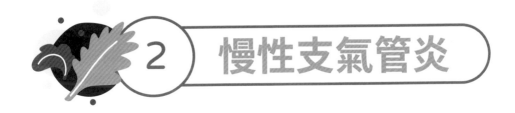

2 慢性支氣管炎

慢性支氣管炎是指氣管、支氣管黏膜及其周圍組織的慢性非特異性炎症。多由感冒和急性支氣管炎引起，長期接觸刺激性塵埃或氣體，也可引起本病。由於患者支氣管黏膜充血、水腫及黏膜腺增生，紋理變大增粗，分泌亢進，過多的黏膜分泌物使氣管和支氣管內痰量增多。臨床表現以反覆咳嗽、咳痰或伴有喘息及反覆發作的慢性過程為特徵，病情緩慢進展。按病情進展可分三期：急性發作期、慢性遷延期、臨床緩解期。常併發阻塞性肺氣腫，甚至肺動脈高壓、肺源性心臟病。患者因反覆咳嗽不但影響呼吸，而且易為細菌

的滋生創造有利條件，造成其他感染。本病急性期以控制感染為主，並配合祛痰、抗痙攣等療法。

🍅 飲食建議

① 高蛋白、高維生素飲食

慢性支氣管炎患者有以下特點：一是病程長，反覆發作；二是咳嗽、咳痰或氣喘；三是多數患者年齡大，體質比較虛弱。這些對身體都有不同程度的損耗。尤其是經常咳痰的患者，每天排出很多痰液，實際上就是消耗了蛋白質，所以宜採用高蛋白飲食予以及時補充。可選用雞肉、雞蛋、豬瘦肉、淡水魚、豆製品等，以補充蛋白質增強機體免疫功能。臨床緩解期最好吃羊肉、牛肉等，以達到溫補效益。還應供給富含維生素C、維生素A及B群維生素的食物。維生素C能提高人體對傳染病及外界有害因素的抵抗力，促進抗體的形成，提高白血球的吞噬作用。維生素C多存在於新鮮水果和蔬菜中，如大棗、酸棗、山楂、柑、橘、番茄、菠菜、小白菜、大白菜等。維生素A能維持上皮細胞，特別是呼吸道上皮的健康，對減輕咳嗽、防治氣喘有一定的益處。維生素A在動物性食物，如肝、腎、蛋黃、奶油中含量豐富。

② 健脾、益肺、理氣止咳及祛痰的食物

如梨、橘、枇杷、大棗、百合、蓮子、銀耳、核桃仁、蜂蜜，以及豬肺、牛肺等，這些食物既能強身，又能有助於症狀的緩解。

③ 增加液體攝入量

大量飲水有利於痰液稀釋，以清潔氣管。每日飲水至少 2,000cc。

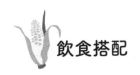

飲食搭配

①　銀耳與黑木耳

銀耳有補腎、潤肺、生津、提神及潤膚的功效，對慢性支氣管炎和肺心病有明顯療效。黑木耳可益氣潤肺、養血補血，對久病體弱、腎虛氣虛有輔助治療效果，兩者搭配，療效更加顯著。

②　銀耳與雪梨、川貝母

銀耳和雪梨均有滋陰潤肺、鎮咳祛痰的功效，川貝母亦有潤肺止咳的作用，三者搭配，對慢性支氣管炎療效顯著。

③　蘿蔔乾與雞蛋

將蘿蔔乾與雞蛋共煮後食用，有潤肺化痰、養陰滋肝、消穀寬中之功效，可治療慢性支氣管炎、肺心病等。

④　杏仁與百合

杏仁與百合搭配有滋陰潤肺之功效，適於慢性支氣管炎陰虛患者食用。

食療方

　冰糖蒸桃：桃 3 顆，冰糖 30 g。桃去皮、核，放入大瓷碗中，適量加入冰糖和清水，隔水蒸熟。每日 1 次，連用 7 日。適用於慢性支氣管炎、氣喘患者。

　甜杏燉鯽魚：甜杏仁 10 g，鯽魚 1 尾，紅糖適量。鯽魚去鰓、內臟及鱗，洗淨放鍋中加水與甜杏仁、紅糖共煮約 30 分鐘。滋陰理肺、健脾益氣，適用於氣陰兩虛型慢性支氣管炎患者。

🍃 **黃芪柚肉湯**：柚肉 100 g，豬瘦肉片 200 g，黃芪片 10 g，鹽少許。柚肉、豬瘦肉片、黃芪片加清水 500cc 同煮至肉熟，挑出黃芪，加入鹽，分 2 次食用。適用於肺燥咳嗽患者。

🍃 **糯米飯**：糯米 100 g，冰糖適量。取糯米燜飯或上籠蒸熟，另將少許冰糖熬汁，澆在飯上。每日午餐溫熱服食，不可過量。益肺固表，適用於咳嗽少痰、喘急患者。

🍃 **羅漢果柿餅湯**：羅漢果 1 個，柿餅 3 個，冰糖適量。將羅漢果洗淨，與柿餅共入鍋內，加清水兩碗半煎至一碗半，加冰糖少許調味，去渣後，分 3 次飲用。羅漢果性味甘涼，能清肺潤腸，可治咳喘；柿餅性味甘澀，可潤肺澀腸。兩者合用有清肺熱、去痰火、止咳喘之作用，適用於氣喘發作期之熱喘。

🔪 飲食不宜

❶ 煎炸及不發酵的麵食

因為這些食物不易消化，食用後妨礙脾胃運化，生熱脹氣，損耗津液，助濕生痰，以致咳嗽、咳痰症狀加重。急、慢性支氣管炎患者都應當忌食。

❷ 辛辣、油膩或過鹹、過甜食品

甜食和鹹食攝入過多會刺激咽喉，誘發咳嗽；辛辣食物如辣椒、薑、蔥、蒜等攝入過多，在慢性支氣管炎發作期出現黃痰、黏痰等症狀時會助熱化火，不利於控制病情；過食油炸食物和油膩食物以及糖果、奶油等過甜食品等可助濕生熱，致痰多、痰黏不易咳出。

❸ 海腥食物

如黃魚、白帶魚、蟹、蝦等應忌食。

④ **乳製品**

因其易使痰液變稠，感染加重，故應忌食。

⑤ **溫補食品**

急性期禁止食用具有溫補作用的食物，如羊肉、鹿肉、公雞肉、海馬、荔枝等。

⑥ **酒**

酒可使支氣管擴張，呼吸道黏膜充血、水腫、分泌物增多，破壞氣管和肺的生理功能及防禦能力。

慢性支氣管炎患者應少量飲酒，而少量葡萄酒或專治氣管炎的藥酒對本病有一定好處。但如果大量飲酒，不僅易造成肝損傷和腦萎縮，而且會使機體抵抗力減弱，容易引起感冒和上呼吸道感染，使本病反覆發作，症狀逐漸加重，最終可導致肺氣腫和肺心病。

⑦ **甘酸食品**

慢性支氣管炎患者不宜多食甘酸食品，如椰子、櫻桃等，因甘可以生津、酸可斂津，均可聚生痰濕。故支氣管炎患者不宜過多食用過酸食品。

⑧ **醬**

醬鹹容易積濕生痰，痰濁阻遏肺氣，會加重慢性支氣管炎病情，故忌多食。

⑨ **過熱、過冷食物**

過熱、過冷食物可能刺激氣管引起陣發性咳嗽，應忌食。

3 阻塞性肺氣腫

　　阻塞性肺氣腫係由末端細支氣管遠端部分（包括呼吸性細支氣管、肺泡管、肺泡囊和肺泡）的氣道彈性減退，過度膨脹、充氣和肺容量擴大，並伴有氣道壁的破壞。常導致肺容量增加、肺活量減少、肺通氣功能和換氣功能下降、動脈血氧異常（低血氧症、CO_2滯留）、肺循環功能障礙、肺動脈高壓。主要臨床表現為咳嗽、咳痰、氣促、疲乏、食慾不振、體重減輕、氣腫胸等。本病與吸煙、空氣污染、呼吸道反覆感染、職業性粉塵和有害氣體的長期吸入、過敏等因素有關。治療目標在於改善呼吸功能，提高患者的工作、生活能力。常用止咳、平喘藥物治療。

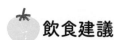 **飲食建議**

❶ **採用少量多次的進餐方式**
　　過量飲食易使胃腸壓力上升、充血，橫膈抬高，從而影響呼吸功能。故宜採用少量多次的用餐方式，每日 6 ～ 7 次。

❷ **優質蛋白質**
　　選擇優質蛋白質食物，如牛奶、蛋類、豬瘦肉、豆類等。

❸ 滋陰生津的食物

肺氣腫患者常肺陰受損，口乾舌燥，宜選擇滋陰生津的食物，如梨、話梅、山楂、蘋果、鱉、蛋類、杏等。

❹ 富含維生素及礦物質的食物

穀類、豆類、新鮮蔬菜、水果及蛋黃中含有豐富的維生素 E、維生素 C、B 群維生素及礦物質鋅、鐵、銅等，有利於炎症的控制，故阻塞性肺氣腫感染患者宜多進食富含維生素及礦物質的食物。

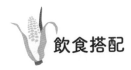 **飲食搭配**

❶ 銀耳與燕窩、冰糖

用瓷罐或蓋碗盛入燕窩、銀耳、冰糖，隔水燉熟後食用，對慢性支氣管炎、阻塞性肺氣腫、高血壓、冠心病等有輔助治療作用。

❷ 百合與冰糖、粳米

三者搭配熬成百合粥，有潤肺、調中、鎮靜、止咳、清熱、養陰的功效，對阻塞性肺氣腫、肺結核（肺癆）、咳血等有輔助治療作用。

❸ 羊脂與核桃仁、粳米、白糖

羊脂與核桃仁、粳米及少許白糖煮成稀粥食用，對慢性支氣管炎、肺氣腫有一定的輔助治療作用。

 **食療方**

🌿 **玉竹糖漿**：玉竹 250 g，白糖 300 g。玉竹用水煮，每 20 分鐘取汁 1 次，

煎 3 次後，三汁合併，用小火濃縮到稠，加入白糖。每次 10 g，白開水沖服，每天 3 次。補肺、強心，適用於肺氣腫、肺心病患者。

🌿 **鯉魚粥**：鯉魚 1 條，杜仲 15 g，川貝母末 10 g，粳米 100 g，調料適量。把鯉魚去雜，洗淨，剁碎。把杜仲水煎汁去渣，加入粳米煮成粥，加入鯉魚、川貝母末、調料，煮熟即可。隨意服用。溫腎納氣，適用於肺氣腫、肺心病患者。

🌿 **排骨湯**：豬排骨 200 g，淮山藥 15 g，薏仁 30 g，黨參 30 g，調料適量。把排骨切塊，與薏仁、黨參、淮山藥同煮成湯，加調料，佐餐食用。益肺補腎、健脾祛濕，適用於胸悶氣弊、動則氣促、納差便溏患者。

🌿 **蛤蚧參粉**：蛤蚧 30 g，紅參 30 g，蜂蜜、酒各適量。蛤蚧裹上蜂蜜、酒，用小火烤脆，研成末；紅參研成末；兩末拌勻，裝入膠囊。每次 5 粒，每天 2 次。補肺強心、益氣平喘，適用於肺心病患者。

🔪 飲食不宜

❶ 腥膻發物

如黃魚、白帶魚、烏鱧、花鯽魚、蝦、蟹等。因其助時邪疫氣，釀痰生濕，使肺氣腫患者胸陽受阻，痰濁瘀滯，加重症狀，故應忌食。

❷ 滋膩補益品

肺氣腫急性感染期多因外邪所致，表現為咳嗽、咳痰、喘息，治療以祛痰為主，切忌食用滋膩補益品，如人參、熟地黃、銀耳、川貝母、麥冬、五味子、山茱萸等，否則易留邪或抑制機體正常祛痰能力，使咳痰不暢。

③ **過甜食物**

如糖果、奶油蛋糕等。因其性膩，屬不易消化食物，會加重脾胃運化功能失調，易生痰濕。有外邪時，內外之邪相搏結，使邪氣留戀不易祛除；無外邪時，內生痰濕阻塞氣管而出現咳喘不止，故應忌食。

④ **咖啡和濃茶**

咖啡所含的咖啡因和茶葉所含的茶鹼作用相似，均可鬆弛支氣管平滑肌，使支氣管處於舒張狀態。咖啡因和茶鹼還可能引起心跳加快、失眠、興奮和不安，從而影響休息，並增加心肌耗氧量，故應忌濃茶和咖啡。

⑤ **烈酒**

烈酒可引起心肌損害，使心跳加快、心肌耗氧量上升，從而加速肺氣腫的進程，故應避免飲烈酒。

⑥ **辛辣、刺激性食物**

如辣椒、辣醬、蔥、洋蔥、生薑、芥末等，因其易傷肺氣，耗心陰，使心肺氣陰兩虧，從而加重喘咳等症狀，故應忌食。

⑦ **油膩食物**

肺氣腫合併感染時，常有外邪留戀，進食豬油、牛油、奶油、烤雞、烤鴨等易致痰濁內生，內外邪氣搏結，從而使咳痰不暢，咳嗽難愈，且使水濕運化失司，水飲溢於四肢、胸脅，出現水腫、喘息不能臥等症狀。

4 慢性肺源性心臟病

慢性肺源性心臟病（簡稱肺心病）是指由肺部、胸廓或肺動脈的慢性病變引起的肺循環阻力升高，導致肺動脈高壓和右心室肥大，甚至發生右心衰竭的一類心臟病。常見病因有支氣管－肺疾病（如慢性阻塞性肺疾病、支氣管氣喘、支氣管擴張、重症肺結核等）、胸廓運動障礙性疾病（如胸廓或脊椎畸形等）、肺血管疾病（如過敏性肉芽腫病、多發性肺小動脈炎等）。其主要病理變化為支氣管黏膜炎性變，肺泡膨脹，泡壁擴張、斷裂，肺小動脈內膜纖維性增厚及右心室肥厚。常見症狀有氣短、咳喘、心悸、水腫、不能平臥。常需抗菌消炎、祛痰平喘及改善心功能等治療。

飲食建議

① **少量多餐**

應少量多餐，以減少餐後胃腸過分充盈、橫膈抬高，避免心臟工作量的增加。應多食植物性蛋白質，特別是豆類及其製品，如豆腐、豆漿等。

② **注意無機鹽的攝取**

如鈣、錳、鎂、鉻、釩等，對心功能有益。

❸ 多吃新鮮蔬菜及水果

可以多食白蘿蔔、芥菜、龍鬚菜、白菜、油菜、番茄、蘋果、羅漢果等。

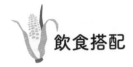

飲食搭配

❶ 鯉魚與赤小豆

兩者煮湯服用，具有祛濕宣肺、利水消腫的作用。適用於慢性肺源性心臟病氣喘心悸、下肢水腫、納呆者。

❷ 冬蟲夏草與紫河車（胎盤）

冬蟲夏草、新鮮紫河車，隔水燉熟服用。適用於肺腎氣虛型慢性肺源性心臟病。

❸ 蓮子與百合

蓮子、百合、豬瘦肉加水煲熟，佐餐食用。益氣養陰，適用於肺腎氣虛型慢性肺源性心臟病。

食療方

🍃 **蘿蔔水**：經霜白蘿蔔適量，水煎代茶飲。蘿蔔有下氣、止咳化痰的作用，適用於肺心病痰多者。

🍃 **薑汁杏仁核桃**：生薑汁適量，南杏仁 15 g，核桃肉 30 g，搗爛加蜜糖適量，燉服。溫中化痰、補腎納氣，適用於肺腎氣虛者。

🍃 **薑汁芝麻糊**：黑芝麻 15 g，生薑 15 g（先榨汁），瓜蔞 12 g。水煎服，日服 1 劑。潤肺清肺、溫中化痰，適用於老年慢性肺心病患者。

- **薑汁牛肺**：牛肺 150 ～ 200 g（切塊），糯米適量，小火燜熟，起鍋時加入生薑汁 10 ～ 15cc，拌勻調味服用。牛肺乃血肉有情之物，以藏養藏，適用於肺虛咳嗽患者。

- 冬蟲夏草 10 g，紫河車 1 個，放入盅內，加水適量，隔水燉熟服之。溫補脾腎，適用於喘咳遇冷加重、四肢不溫者。

- 炒白芥子 6 g，炒萊菔子 9 g，橘皮 6 g，甘草 6 g。水煎服。適用於肺心病急性發作。

- 紫菜 15 g，牡蠣 50 g，遠志 15 g。水煎服。祛痰、清熱、安神，適用於夜間咳嗽重的患者。

- 人參 3 ～ 6 g，核桃 5 枚。加水適量，煎湯服用。健脾益氣、補益肺腎，適用於咳而少氣、自汗、乏力、食少納呆者。

- 紫蘇子 12 g，粳米 100 g，冰糖少許。先將紫蘇子洗淨，搗碎，與粳米、冰糖一同入鍋內，加水適量，先用大火煮沸，再改為小火煮成粥，每日分早晚兩次溫服。健脾燥濕、化痰止咳，適用於咳嗽痰多、胸悶納呆者。

- 款冬花 12 g，冰糖 10 g，放入盅內，加適量水，隔水燉熟，去渣飲糖水。益氣養陰、潤肺止咳，適用於咳嗽氣短、自汗盜汗者。

飲食不宜

❶ 高鹽飲食

肺心病患者有右心室肥大，如食鹽過多，使血容量增加，從而加重右心室負荷，引起下肢水腫。控制食鹽量可減輕血液循環系統負擔，降低血容量，從而緩解右心衰竭。

② **咖啡和濃茶**

咖啡所含的咖啡因和茶葉所含的茶鹼作用相似，均可鬆弛支氣管平滑肌，使支氣管處於舒張狀態。咖啡因和茶鹼還可能引起心跳加快、失眠、興奮和不安，從而影響休息，並增加心肌耗氧量，故應忌濃茶和咖啡。

③ **烈酒**

烈酒可引起心肌損害，使心跳加快、心肌耗氧量上升，從而加速肺心病的進程，故應避免飲烈酒。

④ **辛辣、刺激性食物**

如辣椒、辣醬、蔥、洋蔥、生薑、芥末等，因其易傷肺氣，耗心陰，使心肺氣陰兩虧，從而加重喘咳等症狀，故應忌食。

⑤ **油膩食物**

肺心病急性發作期，常有外邪留戀，進食豬油、牛油、奶油、烤雞、烤鴨等，易致痰濁內生，內外邪氣搏結，從而使咳痰不暢，咳嗽難愈，且使水濕運化失司，水飲溢於四肢、胸脅，出現水腫、喘息不能臥等症狀。

⑥ **腥膻發物**

如黃魚、白帶魚、鰻魚、烏鱧、蝦、蟹等，可滋痰生濕，故應忌食。

⑦ **生冷食物**

如霜淇淋、冰鎮飲料等，可阻遏胸陽，生痰滋濕，從而使咳喘、咳痰、心悸等症狀加重，故應忌食。

5 肺炎

肺炎指包括末端氣道、肺泡壁及肺間質等在內的肺實質炎症。由於肺實質和肺間質在解剖和功能上的區分不如其他器官清楚，故肺炎也常包括肺間質炎症。肺部感染為其常見病因。病原體包括細菌、病毒、立克次體、衣原體、支原體、呼吸道真菌、肺寄生蟲等。此外，物理因素、過敏反應等也可導致肺炎。典型的表現為發熱、咳嗽、咳痰、胸痛。常用抗生素等藥物治療。

飲食建議

❶ 易消化、富有營養的食物

由於肺炎患者胃腸蠕動較弱，特別是肺炎感染伴有高熱時，患者的胃腸功能更差，此時患者宜進食易消化、富有營養的流質或半流質飲食，如牛奶、米湯、藕粉、蛋花湯、蔬果汁、麵條、餛飩、蒸蛋等。

❷ 富含優質蛋白質的食物

蛋白質是人體的重要組成成分，也是修復組織的重要材料，肺炎患者蛋白質攝入不足，會使機體抵抗力降低，不利於感染的控制。因此，肺炎患者應攝取足夠的富含優質蛋白質的食物，如雞肉、魚類、豬瘦肉、雞蛋、牛奶、豆類及其製品等。

③ 富含維生素及礦物質的食物

穀類、豆類、新鮮蔬菜、水果及蛋黃中含有豐富的維生素 E、維生素 C、B 群維生素及礦物質鋅、鐵、銅等，有利於炎症的控制，故肺炎患者宜多進食富含維生素及礦物質的食物。

④ 高熱量飲食

攝入足量的碳水化合物和脂肪，以供給人體足夠的熱量，這樣就能減少蛋白質為提供熱量而分解，有利於炎症的控制，肺炎患者可食用番薯、芋頭、馬鈴薯、蘋果、馬蹄粉、淮山藥粉、蓮藕粉等。

⑤ 大量飲水

每日飲水量至少 2,000cc，以利於痰液稀釋。

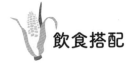

飲食搭配

① 小白菜與蘿蔔

小白菜和白蘿蔔共煮，連湯食用。有清肺化痰之功效，適用於肺炎，症見咳嗽、痰黃稠難咳者。

② 大蒜

大蒜 100 g，搗爛，加溫開水 200cc，浸漬 4 小時，過濾去渣。每次服 10cc，4 小時服 1 次，連服 2 ～ 3 日。

食療方

🌿 **五汁飲**：荸薺、鮮蘆根、鮮藕、梨、麥冬各適量。將上述 5 味分別搗汁

去渣，混合。每次飲 30cc，每日 3 次，可滋陰潤肺。

🍃 **茼蒿菜蜂蜜液飲**：茼蒿 150 g，蜂蜜 30 g。將茼蒿切碎，加水煮沸 10 分鐘後，濾渣取汁，加入蜂蜜，稍煮片刻。每天 1 劑，分 3 次喝完，連服 5 劑。清熱解毒、祛痰止咳，適用於肺炎發熱、口乾、頭痛者。

🍃 **蜜漬蘿蔔**：白蘿蔔 250 g，飴糖 45 g。把白蘿蔔去皮、切片，裝碗，放入飴糖，拌勻放一夜。每日食用。止咳化痰、清熱宣肺，適用於肺炎發熱、咳嗽、口乾、便秘者。

🍃 **芹菜溜鯉魚**：鯉魚 250 g，鮮芹菜 50 g，澱粉、薑絲、醬油、白糖、醋、鹽、黃酒、泡酸辣椒、菜油、上湯、芡汁各適量。將鯉魚處理乾淨，切成片；芹菜切段；把醬油、白糖、醋、黃酒、鹽、澱粉、上湯調成汁。炒鍋置旺火上，下油燒至五分熱，放入魚片溜散，瀝去餘油，放薑絲、泡酸辣椒、芹菜段炒出香味，而後烹入芡汁，起鍋即可。鯉魚有清熱解毒、利尿消腫、止咳下氣等功效；芹菜有平肝清熱、祛風利濕、養神益氣等功效。鯉魚、芹菜合食，適用於急慢性肺炎的輔助治療。

🍃 **鵪鶉百合湯**：鵪鶉 1 隻，百合 25 g，生薑、蔥、鹽各適量。將鵪鶉去腳爪、去內臟洗淨，放入開水中焯一下，撈出切塊；將百合掰瓣，洗淨，備用。將生薑、蔥洗淨，生薑拍破，蔥切段。鍋置於旺火上，倒入適量清水，放入鵪鶉，燒開，下百合、薑塊、蔥段，改用小火燉至鵪鶉熟時，加入鹽燜數分鐘，入湯碗即可食用。鵪鶉肉有補五臟、益肝清肺、清熱利濕、消積止瀉等功效；百合有潤肺止咳、養陰清熱、清心安神等功效，適用於急慢性肺炎患者。

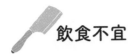 **飲食不宜**

❶ 辛辣、煎炸及熱性食物

辛辣、煎炸食物，如辣椒、胡椒、小茴香、花椒、薑、蔥、大蒜、油條、烤羊肉、烤雞、炸雞翅等；熱性食物，如牛肉、羊肉等和炒瓜子、炒花生等，食用後均會助熱上火，使內臟熱毒蘊結，從而使炎症加重，故肺炎患者應忌食辛辣、煎炸及熱性食物。

❷ 海鮮發物

腥膻之品，比如花鯽魚、白帶魚、海蝦、溪蝦、蟹、黃鱔、牡蠣、鮑魚等水產品可助長濕熱，食後不利於炎症的消退，故肺炎患者應忌食海鮮發物。

❸ 甜膩食物

油膩食物如豬油、肥豬肉、奶油、牛油、羊油、雞蛋黃、鴨蛋黃等，高糖食物如巧克力、糖果、甜點心、奶油蛋糕、八寶飯等，這些食物有助濕增熱的作用，降低藥物治療效果，故肺炎患者應忌食甜膩食物。

❹ 酒

酒可使支氣管擴張，呼吸道黏膜充血、水腫、分泌物增多，破壞氣管和肺的生理功能及防禦能力。酒能助長濕熱，會加重炎症充血，不利於治療，故應當禁酒。同樣，含酒飲料如酒釀、藥酒等均不宜飲用。

❺ 蛇肉

蛇肉味甘，性溫，可助濕生痰、增熱，能加重肺炎病情，故肺炎痰濕內盛者忌食。

❻ 蜆肉

蜆肉味甘、鹹，性寒，助濕，故肺炎寒痰較甚者忌多食。

⑦ **蛙肉**

蛙肉味甘、鹹，性寒，聚濕傷陽助寒，可加重痰濕內盛，肺炎患者的病情應禁食。

⑧ **柑**

柑味甘、酸，性涼，甘可生津，酸可斂津，均可聚生痰濕，《醫林纂要》說「多食生寒痰」。故忌多食。

⑨ **白果**

白果斂肺、定喘、止咳，痰濕內盛之肺炎患者應忌食。

6 肺結核

　　肺結核是由結核桿菌引起的呼吸系統慢性傳染病。其病理特點是結核結節、乾酪性壞死和空洞形成，其臨床表現有全身因結核菌素產生的中毒症狀如低熱、盜汗、乏力、消瘦、納呆、月經不調等，以及呼吸道症狀如咳嗽、咳痰、咳血、胸痛、氣促等。近年全世界結核病發病率有所回升，其發病率增加主要與人類免疫缺乏病毒（HIV）感染及嚴重耐藥結核分枝桿菌的迅速增加有關。非活動性肺結核病變範圍不大，健康肺組織尚能代償；而活動性肺結核，可能出現肺功能不全，應儘早聯合用藥。

🍅 飲食建議

❶ 富含優質蛋白質的食物

蛋白質攝入不足，可能降低機體抵抗力，不利於肺結核的康復，故肺結核患者適宜高蛋白飲食。食物中蛋白質的主要來源是蛋、奶、瘦肉、魚類及豆類，這些食物不僅蛋白質含量高，而且同化率也高，易於被機體吸收。

❷ 富含維生素及礦物質的食物

穀類、豆類及新鮮蔬菜中含有豐富的維生素 E、維生素 C、B 群維生素及微量元素鋅、鐵、銅等，有利於肺結核的恢復，故肺結核患者宜多進食富含維生素及礦物質的食物。

❸ 適量的碳水化合物飲食

因為機體靠葡萄糖供給能量，過分限制碳水化合物的攝入，不利於肺結核的恢復。但碳水化合物攝入過多，又會使血糖升高，不利於肺結核的控制，故肺結核患者應進食適量的碳水化合物。

❹ 低脂肪飲食

由於肺結核患者消化功能低下，食慾也較差，胃酸分泌減少，胃排空時間延長，使得高脂肪食物不易消化、吸收。因此，肺結核患者宜選擇低脂肪、易消化的清淡膳食，如新鮮蔬菜、水果、米湯、稀粥、豆漿等。

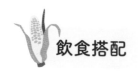

飲食搭配

❶ 燕窩與銀耳

燕窩與銀耳加入適量冰糖和清水，上籠用旺火蒸熟食用。具有養陰補肺之功效，適用於肺結核證屬陰虛肺熱者。

❷ 冬蟲夏草與烏骨雞

冬蟲夏草、烏骨雞，加調料煮爛，去骨、渣後打成勻漿，加適量澱粉或米湯，使之成薄糊狀，煮沸，每天服多次。具有補虛強身、潤肺清熱、補益肝腎之功效，適用於肺結核證屬陰虛肺熱者。

❸ 銀耳與雞蛋

銀耳加雞蛋、適量清水，隔水燉 30 ～ 60 分鐘。具有滋陰潤肺止咳之功效，適用於肺結核證屬陰虛火旺者。

❹ 白果與雞丁

將白果與雞丁一起炒食。具有益氣補肺、止咳化痰之功效，適用於肺結核證屬陰陽兩虛者。

食療方

🌿 **豬肺二冬湯**：豬肺 500 g，天冬 30 g，麥冬 30 g，白蘿蔔 100 g，調料適量。將前四物加水煮熟，調味。

🌿 **燕窩鮮藕百合湯**：燕窩 5 g，鮮藕 100 g，百合 50 g，冰糖適量。煮湯食用。

🌿 **牡蠣燉豬肉**：牡蠣肉 250 g，豬瘦肉 150 g，海帶 50 g，調料適量。加水煮熟食用。

- 🌿 **白果山藥蓮子粥**：白果 10 g，山藥 50 g，蓮子 20 g，粳米 100 g。煮粥食用。
- 🌿 **豬肺花生米湯**：豬肺 500 g，花生米 100 g，黃酒 10cc，調料適量。共燉食之。
- 🌿 **糖醋甜杏仁**：甜杏仁 50 g，陳年老醋 250cc，白糖 100 g，鹽 10 g。密封浸泡 15 天後食用甜杏仁。
- 🌿 **百合甜湯**：百合 150 g，糖適量。水煎服。具有潤肺止咳的作用，適用於肺陰虧虛者。
- 🌿 **百合山藥銀耳粥**：百合 50 g，山藥 100 g，銀耳 20 g，粳米 120 g，冰糖 30 g。將百合、山藥切碎與泡發的銀耳、粳米小火共煮 1 小時，加入冰糖即可食用。

🔪 飲食不宜

①　辛辣食物

中醫認為，肺結核是由於抵抗力降低，感染療蟲，致人體陰虛火旺而引起的。辛辣食物（如辣椒、薑、蔥等）食之易助火傷陰，加重病情。因此，肺結核患者不宜食用辛辣食物。

②　甜味食物

肺結核患者吃甜食後，體內白血球的殺菌作用會受到抑制，不利於肺結核的控制。甜食還可與抗結核藥物形成複合物，降低初期藥物的吸收速度，降低藥物的療效。故肺結核患者不宜過食甜食。

③　生冷食物

西瓜汁、黃瓜、苦瓜、絲瓜等過於寒涼，有傷脾胃，不利於其他營養成分的吸收，造成患者食慾降低，而影響疾病康復，故肺結核患者不宜進食生冷食物。

④ **肥膩油炸熱性食物**

肺結核患者消化功能低下，食慾也較差，若過多食用動物油、羊肉、肉桂、火烤及油炸食物，更不利於消化吸收，使必需的營養得不到補充，從而影響疾病的恢復。

⑤ **滋補食物**

核桃仁、羊肉、鹿肉、蝦、大棗等補陽食物，肺結核患者不宜食用，以免加重陰虛症狀，而對疾病不利。對於其他補陰、補氣、補血的食物，可作為肺結核患者的基本滋補品交替使用，但忌食過多的滋補食物，以免引起胃腸道不適。若過分強調高營養食品，患者往往難以耐受。

⑥ **腥發之物**

對於肺結核伴有咳血的患者，對黃魚、白帶魚、鵝肉、菠菜、毛筍、公雞、鴨等腥發之物應少吃或不吃，以免加重咳血症狀。

7　肺癌

肺癌又稱原發性支氣管肺癌，是指原發於支氣管黏膜或腺體的癌腫。肺癌為常見的惡性肺腫瘤。其病因複雜，大量資料表明其與吸煙、空氣污染（工業廢氣、石油燃燒、內燃機廢氣等）、職業致癌因子（石棉、砷、鉻、鎳、煤焦油等）、電離輻射以及肺部慢性病變或瘢痕組織的刺激等有關。主要病

理損害為癌腫瘤對肺組織的壓迫、破壞，使肺功能受損。臨床表現取決於肺癌發生的部位、大小，是否壓迫、侵犯鄰近器官以及有無轉移和有無併發症。一般早期常無表現，中、晚期才出現嗆咳、黏痰、痰中帶血、胸痛、氣急、發紺、聲音嘶啞等呼吸系統症狀以及消瘦乏力，甚至出現癌症惡病質。肺癌的治療以外科手術切除為首選，通常需結合放療、化療。大多數臨床腫瘤學家將肺癌分為非小細胞肺癌（包括鱗癌、腺癌、大細胞癌）和小細胞肺癌。

飲食建議

❶ 富含蛋白質的食物

肺癌消耗蛋白質多，為補償體內的消耗，增強機體免疫力，宜多食用富含優質蛋白質的食品，如雞蛋、牛奶、豬瘦肉、魚肉以及豆製品（如豆漿、豆腐等）。

❷ 多食新鮮蔬菜及水果

富含維生素類的食物可以增強機體抗癌能力，因此，肺癌患者應多食新鮮蔬菜及水果，如白蘿蔔、芥菜、龍鬚菜、白菜、油菜、番茄、蘋果、羅漢果等。

❸ 富含微量元素硒的食物

微量元素硒具有調整細胞分裂、分化及癌基因表達的作用，使癌變行為向正常轉化，因此肺癌患者宜多食富含微量元素硒的食物，如海產品、肉、穀物、蘆筍、蘑菇、芝麻等。

❹ 宜多攝取具有抗癌作用的食物

肺癌術後放療、化療期間，宜多選用具有助提升白血球、提高免疫力作

用的食物。常用的具有抗癌作用的食物如牛奶、蒸蛋、雞湯、魚湯麵、番茄、無花果、橘子、甘蔗汁、生薑、話梅、人參、大棗、獼猴桃、沙丁魚、猴頭菇、牡蠣、海參、鵪鶉、豬肝、鮑魚、海馬、甲魚、鯊魚、烏賊、山藥、金針花、淡菜、藕、捲心菜、薺菜、扁豆、薏仁、香菇、蘑菇、銀耳、葵花籽等。

⑤ **宜食用具有軟堅、化痰、散結作用的食品**

中醫認為，癌症堅硬如石，與痰凝氣滯有關，故宜食用具有軟堅、化痰、散結作用的食品。

⑥ **宜食用具有活血化瘀消積作用的食品**

癌症的病機，大多與氣滯血瘀有關，故宜食用具有活血化瘀消積作用的食品。

⑦ **宜食用具有清熱解毒作用的食品**

癌症的發病，也與熱毒有關，故宜食用具有清熱解毒作用的食品。

⑧ **宜食用具有養陰補氣、滋補強身作用的食品**

中醫認為：「邪之所湊，其氣必虛。」對癌症患者，宜扶正祛邪，故宜食用具有養陰補氣、滋補強身作用的食品。

⑨ **術後宜進補氣養血食物**

肺癌患者手術後，會出現氣短乏力、胸悶盜汗等症狀，飲食以補氣養血為主，如山藥、藕、大棗、瘦肉、龍眼肉、蘋果等。

⑩ **放療時宜進滋陰養血食物**

肺癌患者進行放射治療時，會引起口燥咽乾、咳嗽少痰、皮膚灼痛等症狀，宜吃滋陰養血的食物，並以新鮮蔬菜和多汁水果為主。如杏仁、荸薺、白梨、柿子、枇杷、枸杞子、甜橙、羅漢果、香蕉、核桃仁、銀耳、百合、番茄、菠菜、蜂蜜、阿膠、海蜇、水晶魚等。

⑪ **化療時宜進生血食物**

用抗癌藥物治療時，可出現周身乏力、食慾減退、噁心嘔吐等症狀，甚至出現骨髓抑制、白血球減少等症狀，可多吃一些脊骨湯、排骨湯、鯉魚湯、香菜鯽魚湯、燕窩、香菇、黑木耳、大棗、葵花籽、連衣花生、阿膠、豬皮、蛋類、奶類等。上述食品有幫助生血的作用。

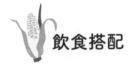 **飲食搭配**

① **蘆筍與海參**

蘆筍有明顯的抗癌效果，海參亦有抑癌作用，兩者搭配，適用於各種癌症患者的輔助治療。

② **蘆筍與百合**

蘆筍營養豐富，是理想的保健食品，能有效抑制癌細胞的生長、繁殖，並能減壓、減脂，若再配以能潤肺止咳、清熱解毒的百合，則能清熱去煩、鎮靜安神，適於腫瘤、高血壓、高血脂、冠心病、糖尿病等病症的輔助治療。

③ **胡蘿蔔與牛肉**

中醫認為，牛肉具有補中益氣、滋養脾胃、強筋健骨、化痰息風之功效，與胡蘿蔔同食，可防病抗癌，強身健體。

④ **香菇與毛豆**

香菇為高蛋白、低脂肪食物，具有益氣補虛、健脾和胃等功效。毛豆含優質蛋白和多種礦物質，營養價值高；兩者搭配適於癌症、高血壓、高血脂、糖尿病、肥胖症等患者食用。

食療方

🌿 **荸薺無花果汁**：新鮮荸薺 500 g，無花果 150 g。先將新鮮荸薺放入清水中浸泡片刻，用力反覆將外表皮刷洗乾淨，轉入溫開水沖一下，切去荸薺頭、尾，連皮切成片或切碎，盛入碗中備用。將無花果洗淨，切成片或切碎，與荸薺片同放入攪拌機中，視需要可酌加適量冷開水，攪打成漿汁，用潔淨紗布過濾（濾渣勿棄），收取濾汁即成。早晚 2 次分服，或當飲料分數次飲用，當日飲完；鮮荸薺、無花果濾渣也可同時嚼食咽下。清熱養陰、化痰抗癌，適用於各型肺癌，對咳痰困難者尤為適宜。

🌿 **金銀花雪梨蜜飲**：金銀花 30 g，雪梨 250 g，蜂蜜 20 g。先將金銀花洗淨，研碎，備用。將雪梨洗淨，連皮切碎，與金銀花碎末同放入砂鍋，加水適量，煎煮 20 分鐘，用潔淨紗布過濾，去渣，收取濾汁放入容器，趁溫熱時調入蜂蜜，拌和均勻即成。早晚 2 次分服，或當飲料，分數次服食，當日飲完。清熱化痰，適用於痰熱阻肺型肺癌，咳嗽痰多、痰色黃質稠者。

🌿 **蜜餞百合**：乾百合 100 g，蜂蜜 150 g。將洗淨的乾百合與蜂蜜盛於大碗中，放入蒸鍋內蒸 1 小時，趁熱調勻，待冷裝入瓶罐中備用。每日食 1～2 次，每次食 10～12 瓣。滋陰潤肺、止咳抗癌，適用於陰虛內熱型肺癌。

🌿 **鶴棗飲**：仙鶴草 15 g，大棗 5 枚。煎湯代茶飲。一般 10 餘劑後可退熱止汗、食納有味，可增大劑量。益氣養陰、抗癌，適用於熱毒熾盛型肺癌。

🌿 **鴨粥**：雄鴨 1 隻，蔥白 3 棵，粳米適量。雄鴨去毛及內臟後，切細煮至極爛，再加粳米、蔥白煮粥。或先煮鴨，用鴨湯直接煮粥。滋陰補血、利水消腫，適用於肺癌胸腹腔積液者。

🌿 **百合炒肉片**：鮮百合 500 g，豬肉 100 g，蔥花、生薑末各 10 g，精鹽 3 g，

黃酒 10 g，醬油 6 g，白糖 1 g，植物油 25 g。將鮮百合掰下鱗片，洗淨。豬肉洗淨、切片。炒鍋上中火，放油燒至七分熱，熗蔥花、生薑末，投入肉片乾炒至水乾，烹入黃酒、醬油，加入精鹽、白糖及少量水炒至肉片熟，投入百合，顛勻入味，裝盤即成。佐餐當菜，隨量食用。益氣養陰、扶正抗癌，適用於氣陰兩虛型肺癌等多種癌症。

飲食不宜

❶ 辛辣食物

肺癌多表現為熱毒、陰虛，辛辣食物（如辣椒、胡椒等）性溫熱，具有耗傷陰津、助熱生痰的作用，食之會加重陰虛，使病情惡化。

❷ 食糖過多

糖具有癌症「催化作用」。因為糖，尤其是白糖，不但缺乏維生素及礦物質，而且會無情地消耗體內本來就不多的礦物質和 B 群維生素，這就削弱了機體的抗癌能力。另外，過多的糖還會對機體的免疫系統產生直接影響，會使白血球的吞噬功能降低，使機體的抗病能力減弱。

❸ 飲酒及咖啡

酒中所含的酒精可刺激腦下垂體激素的分泌，從而造成惡性腫瘤的發生率。咖啡中所含的咖啡因可能消耗體內的 B 群維生素，而 B 群維生素缺乏與癌症的發生有密切關係。

❹ 腐爛的食物

幾乎所有物質腐爛時，都會產生一種惡臭物質—乙醛，這種物質的致癌率相當高，故應禁食腐爛食物。

⑤ **酸菜、醃菜、醃肉**

因為酸菜、醃菜、醃肉在製作過程中容易發黴，其中常含有致癌性黴菌及致癌物質亞硝胺，有極強的致癌作用。

⑥ **煙燻燒烤食物**

煙燻燒烤食物如煙燻香腸、燻肉、烤羊肉等含有苯比啶，為致癌物質，食用該類食物過多，癌症發病率較高。

⑦ **高脂肪食物**

肥胖者有半數以上易患癌症，食入過多脂肪可能導致體重增加，過多脂肪導致激素分泌發生變化，影響機體免疫功能，並進而影響細胞的代謝方式，增加體內鎂的排出，這些因素都會促使腫瘤發生。豬肉、肥肉、黃油等均屬這類食物。

⑧ **過多的食鹽**

鹽食入的多少與癌的發生率存在著一定關係，過多的鈉鹽致癌的作用機制可能是鈉抑制免疫系統功能，如白血球減少等，故現在有專家提出抗癌食譜要求嚴格控制食鹽攝入量。

⑨ **腥膻發物**

癌症患者應忌腥膻之品，如花鯽魚、黃魚、蟹、公雞、老鵝、香椿、茄子、蕎麥、香菜、雪裡蕻等，這類發物可助時邪疫氣，釀痰生濕，瘀阻心絡，從而加重臨床症狀，不利於疾病的及時治療。

8 高血壓

高血壓是以體循環動脈壓增高為主要表現的臨床症候群，是最常見的心血管疾病。高血壓分為原發性和續發性兩大類。正常血壓為 120/80 － 140/90mmHg。目前，我國採用國際上統一的標準，即收縮壓 ≥140mmHg 和（或）舒張壓 ≥90mmHg 診斷為高血壓。本病需抗高血壓藥物治療。

飲食建議

① **高蛋白質**

醫學研究證明，高蛋白質飲食能增加尿鈉排泄，改善動脈壁彈性，有直接降血壓的作用。

② **植物油**

在高血壓狀態下，動脈硬化的發生與脂肪的攝入量有直接關係，應儘量使用含不飽和脂肪酸的植物油，如菜籽油、豆油、香油等。

③ **富含維生素和纖維素的蔬菜、水果**

蔬菜和水果是維生素和纖維素的良好來源，多種蔬菜水果還具有降壓作用，如芹菜、大蒜、番茄、洋蔥、西瓜、香蕉、蘋果、山楂等。

④ 含鈣食物

鈣有利於降低血壓，高血壓患者可多吃含鈣豐富的食物，如大豆及其製品、葵花籽、核桃、花生、牛奶、魚、蝦、大棗、柿子、韭菜、芹菜、蒜苗等。

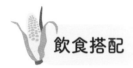 ## 飲食搭配

① 蘿蔔與羊肉

蘿蔔含有豐富的維生素 C、芥子油、膽鹼、氧化酶、木質素等多種成分，能降低膽固醇，減少高血壓和冠心病的發生，且有順氣消食、化痰止喘、利尿補虛及抗癌等作用。羊肉性味甘溫，能助元陽、補精血、益虛勞，是良好的滋補壯陽食品。兩者同食，補而不滯，可減少心腦血管疾病的發生，並有助陽、補精、順氣之功效，適於高血壓腎虛體弱者食用。

② 花椰菜與番茄

花椰菜中含較多的維生素 C、維生素 A、維生素 E、維生素 B2、胡蘿蔔素等，能增強機體抗毒能力，可輔助治療消化道潰瘍、便秘、感染及預防牙周病。番茄能健胃消食，對高血壓、高血脂患者尤為適宜。兩者搭配，營養豐富，效能協同，適於高血壓患者食用。

③ 大蒜與黃瓜

兩者同食能抑制糖類轉變為脂肪，降低膽固醇，適於高血壓、肥胖及其他心腦血管疾病患者食用。

④ 芹菜與番茄

芹菜有降血壓作用，番茄可健胃消食，兩者搭配，營養更豐富均衡，適於高血壓、高血脂及冠心病患者食用。

⑤ 芹菜與花生米

芹菜具有清熱平肝、明目降壓的作用，花生米可止血潤肺、和胃降壓、調節血脂，兩者搭配，可改善心腦血液循環，抗衰老，適於高血壓、高血脂、動脈硬化患者食用。

⑥ 香菜與冬瓜、黑木耳

三者搭配食用，有利尿消腫、降壓、調脂作用，適於高血壓、高血脂及其他心腦血管疾病患者食用。

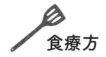
食療方

🌿 **芹菜粥**：芹菜連根 120 g，粳米 250 g，鹽少許。將芹菜洗淨，切成 6 公分長的段；粳米淘淨。芹菜、粳米放入鍋內，加清水少許，用大火燒沸後轉用小火燉至米爛成粥，再加少許鹽，攪勻即成。

🌿 **菊花粥**：菊花 15 g，粳米 100 g。菊花摘去蒂，上籠蒸後，取出曬乾或陰乾，然後磨成細末備用。粳米洗淨放入鍋內，加清水適量，用大火燒沸後，轉用小火煮至八分熟，再加菊花細末，繼續用小火煮至米爛成粥。每日 2 次，晚餐食用。

🌿 **荷葉粥**：新鮮荷葉 1 張，粳米 100 g，冰糖少許。把新鮮荷葉洗淨煎湯，再用荷葉湯同粳米、冰糖煮粥。早晚餐溫熱食。

🌿 **糖醋蒜**：糖、醋浸泡 1 個月以上的大蒜瓣若干，每天吃 6 瓣蒜，並飲糖醋汁 20cc，連服 1 個月。適用於頑固性高血壓。

🌿 **綠豆海帶粥**：綠豆、海帶各 100 g，粳米少許。把海帶切碎與其他兩味同煮成粥。可長期當晚餐食用。

- **車前子粥**：車前子 20 g，粳米 100 g。將車前子裝入布袋，加水濃煎取汁，入粳米同煮成粥。利水消腫、養肝明目，適用於高血壓、肥胖患者。

- **葛根粉粥**：葛根粉 15 g，粳米 100 g。兩者同煮成粥食用。清熱生津、止渴止瀉，適用於高血壓煩躁口渴者。

- **醋泡花生米**：生花生米浸泡於醋中，5 日後食用，每天早上食用 10 ～ 15 粒，有降壓、止血及降低膽固醇的作用。

- **淡菜薺菜湯**：淡菜、薺菜各 10 ～ 30 g。煮湯喝，15 日為一個療程，對降壓有效。

- **胡蘿蔔汁**：胡蘿蔔 1 ～ 2 根。將胡蘿蔔洗淨，切塊，放入攪拌機，加適量水，攪打成汁，分次飲服。醫學研究證明，高血壓患者飲胡蘿蔔汁，有明顯的降壓作用。

- **羅布麻五味子茶**：羅布麻葉 6 g，五味子 5 g，冰糖適量。開水沖泡代茶飲。常飲此茶可降壓，改善高血壓症狀，並可防治冠心病。

- **何首烏大棗粥**：何首烏 60 g，粳米 100 g，大棗 3 ～ 5 枚，冰糖適量。何首烏加水煎濃汁，去渣後加粳米、大棗、冰糖及適量水，同煮為粥，早晚食之，有補肝腎、益精血、烏髮、降血壓之功效。

- **薺菜粥**：薺菜 250 g，粳米 100 g。將薺菜洗淨切碎，與粳米同煮粥，每日 1 次。清熱解毒、養肝明目、利水消腫，適用於高血壓屬肝火上炎者。

- **鮮芹菜汁**：新鮮芹菜 250 g。將芹菜洗淨，用沸水燙 2 分鐘，切碎絞汁，每日 2 次。有平肝鎮靜、降壓利尿的作用。

- **菊花烏龍茶**：杭菊花 10 g，烏龍茶 3 g。沸水沖泡，代茶飲。菊花性味苦涼，其氣清輕上達，善能平肝潛陽、清利頭目；烏龍茶味甘苦性涼，可醒脾開胃、清利頭目，適用於肝陽上亢之眩暈患者。

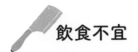 **飲食不宜**

① **高鹽飲食**

如鹹蟹、鹹魚、鹹肉、鹹菜等鹽製食物要忌食。世界衛生組織建議每日攝鹽量應小於 6 g。

② **暴飲暴食**

經常暴飲暴食可損傷脾胃，致使脾胃失調，痰濕內生，而肝陽上亢患者易中風（腦卒中），故應忌暴飲暴食。

③ **高熱量食物**

經研究發現，平時喜食油膩食物者，其高血壓發病率為 8.1%，明顯高於清淡飲食者的 2.4%。

④ **酗酒**

高血壓患者能否飲酒一直是人們關心和爭論的問題。現代研究證明，少量飲酒有擴張血管、活血通脈、增進食慾、消除疲勞等功效，有利於高血壓的治療。但是，長期大量飲用烈酒，則會損傷動脈壁，加速動脈硬化，使高血壓難以控制，故應忌酗酒。

⑤ **濃茶**

濃茶的茶鹼含量高，可引起大腦興奮、不安、失眠、心悸等，從而使血壓上升，故應忌飲濃茶，尤其是濃紅茶。而飲清淡綠茶則有利於高血壓的治療。

⑥ **運動飲料**

運動飲料是繼汽水、可樂、果汁飲料之後的一種飲料。它是以礦泉水為主，加入糖、多種維生素和鈉、鉀、鈣等，同時加入滋補性抗疲勞物質，如蜂蜜、花粉、獼猴桃汁、天冬氨酸、麥芽油、卵磷脂、沙棘等。運動

飲料能供給運動員一定的營養物質，可預防運動引起的低血糖和疲勞，但高血壓患者飲用運動飲料會使血壓升高，因為運動飲料含鈉量較高，所以，高血壓患者忌多飲運動飲料。

⑦ 芋頭

高血壓和心臟病患者應選擇含鉀高的食物，但高血壓併發腎功能失調時，食用含鉀多的食物則會因小便不暢使體內鉀積蓄，導致高血鉀症。芋頭含鉀較高，故高血壓腎功能失調者不宜食用芋頭。

⑧ 火腿

火腿中的脂肪和膽固醇含量均較高，故高血壓患者應忌食。

⑨ 蟹

蟹黃含膽固醇較高，故高血壓患者忌多食。

⑩ 泥鰍

高血壓併發腎功能失調者應忌食含鉀量高的泥鰍。

⑪ 甜食

多吃甜食會使糖轉化為脂肪，使血脂上升，身體肥胖，容易發生糖尿病或冠心病，故高血壓患者忌多食甜食。

⑫ 花椒

花椒味辛性熱，氣味濃烈，可助陽生火劫陰、升血壓，故高血壓患者不宜食用。

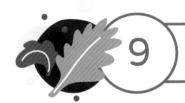

9 心絞痛

　　心絞痛為粥狀硬化冠狀動脈粥狀硬化心臟病（簡稱冠心病）的一種類型，是由於冠狀動脈所供血液（氧）與心肌所需血液（氧）之間的不平衡所造成的心肌急劇、暫時的缺血缺氧引起的症候群。多發生在勞累或情緒激動時。常見的原因有冠狀動脈粥狀硬化、冠狀動脈畸形、冠脈管腔狹窄、肥厚性心肌病等；典型的臨床表現為胸骨後或心前區憋悶痛、壓榨痛，時有瀕死感。疼痛可放射至左上肢、頸部、下頜、咽及上腹部。治療原則是改善冠狀動脈血供和減輕心肌耗氧量，同時治療動脈粥狀硬化。

🍅 飲食建議

①　多食新鮮水果、蔬菜

　　應給予優質高蛋白、充足維生素，多食新鮮水果、蔬菜。

②　應少量多餐

　　心絞痛患者飽餐後血液大量聚積於胃腸道，心輸出量增加，勢必加重心臟的負擔，因此，心絞痛患者應少量多餐。同時，主食宜多樣化，適當多吃粗糧、雜糧。

❸ 飲用「安全水」

不少冠心病患者在夜間或清晨突然出現心肌梗塞和腦栓塞，嚴重者將失去搶救機會。如果夜間和清晨注意喝 3 次（杯）「安全水」—溫開水，能及時補充體內水分，降低血液黏稠度，加快血液流速，防止或減少心絞痛的發作。第 1 次水在臨睡前半小時喝，第 2 次水在深夜醒來時喝，第 3 次水在清晨起床後喝。

❹ 新配方食物

最近，美國國家公共衛生和環境保護研究所提出一個有益心臟的飲食新配方—每人每日至少吃 1 個蘋果，喝 4 杯清茶和 1 碟炒洋蔥（不需飲牛奶），對心臟具有明顯的保護作用，可以降低 50% 以上心臟病的發病率。其原因是這些飲食富含黃酮類物質。它能抑制脂質在血管壁上沉積，並消除自由基對血管壁的損傷。

❺ 蔥

蔥能防止血栓形成，減少膽固醇在血管壁上的沉積。臨床發現，人在吃了油脂性食物 2 小時後再吃蔥，能使血液中的膽固醇濃度下降。血液中如果存在過量的纖維蛋白原，會使血液在血管中逐漸凝結，引起血栓。蔥能破壞纖維蛋白原，防止血栓形成。因此，心絞痛患者宜常吃蔥。

❻ 魚肝油

生活在格陵蘭的因紐特人，幾乎是以魚為主食，他們的心血管病發病率明顯低於其他地區。經研究認為，是魚肝油類物質在發揮作用。冠心病患者服用魚肝油，每日 2 小匙，防治冠心病的效果十分顯著。魚肝油中還含有大量的不飽和脂肪酸，這種脂肪酸與一般動物油和植物油中的脂肪酸不一樣，它的碳鏈更長，含有更多的雙鍵。食用魚肝油比食用植物油的降血脂作用更強。

⑦ 硬水

水的軟硬度是根據水中所含的鎂和鈣的濃度而劃分的，水中的鈣和鎂含量越高，水的硬度就越大，飲軟水易患心臟病。因此，冠心病患者宜飲用天然含無機鹽水（礦泉水更好）。

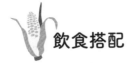

飲食搭配

① 茄子與黃酒、蛇肉

三者搭配，有涼血祛風、消腫止痛的功效，對高血壓、動脈粥狀硬化、冠心病、心絞痛、心源性水腫、風濕性關節炎有輔助治療作用。

② 花生與紅葡萄酒

紅葡萄酒中含有多酚及阿斯匹靈等成分，有抗氧化作用；花生有防血栓功效。兩者搭配，對冠心病、心絞痛、腦梗塞、動脈硬化有良好的治療作用。

③ 萵苣與大蒜苗

萵苣有利五臟、開胸膈、通經脈、強筋骨、潔齒、明目、清熱解毒等功效。大蒜苗有殺菌解毒、降血脂作用。兩者搭配，適於心絞痛、高血脂、高血壓及冠心病等患者食用。

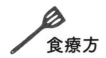

食療方

🌿 **紅花羊心**：羊心 1 個，紅花 5 g，鹽少許。將紅花加水 1 杯浸泡入鹽少許，徐徐塗在羊心上，炙熟食用。隔日 1 次，連服數劑。

- 🌿 **芭蕉豬心**：豬心 1 個，芭蕉花 200 g，加水煎煮，待爛熟後調味，吃豬心喝湯。隔日 1 劑，連服 10 天。
- 🌿 **蜂蜜薑汁**：蜂蜜適量，水調頓服 1 碗，或加少量薑汁頓服。適用於猝心痛。
- 🌿 **薤白粥**：薤白 10 ～ 15 g（鮮者 30 ～ 45 g），粳米 100 g。兩者共煮粥，煮熟後加鹽調味食用。有寬胸行氣止痛作用，適用於冠心病之胸悶不舒或心絞痛，以及老年人慢性腸炎、菌痢。
- 🌿 **米醋雞蛋**：雞蛋 1 個，米醋 60 g，紅糖適量。生雞蛋打入碗中，加米醋、紅糖調勻服用。每天 1 ～ 2 次，連服數天。適用於氣滯血瘀型心絞痛，舌紫暗，有瘀點或瘀斑，脈沉弦或細澀。

飲食不宜

①　過量飲食

飽餐後，胃的體積驟增可能使橫膈的活動受限，影響肺的呼吸功能和心臟的收縮功能，同時可興奮迷走神經，抑制竇房結，從而減慢心率，增加心源性猝死的機率。

②　脂肪餐

大量、長期食用高脂食物，如油條、肥肉等，可導致冠狀動脈粥狀硬化，冠脈管腔變窄，心肌缺血缺氧，從而誘發或加重本病。

③　酒

大量資料表明，長期酗酒者也是冠心病的高危人群。酒中乙醇等成分進入血液，可使心跳加快，血壓升高，冠脈痙攣，心肌耗氧量增加，加重病情。

④ **辛辣、刺激性食物**

辛辣食物包括辣椒、生薑、大蔥、大蒜等，這些食物性味辛溫燥烈，食用後經吸收進入血液，可能使心跳加快，加重心肌缺血缺氧，故心絞痛患者發病時嚴禁食用。

⑤ **富含膽固醇的食物**

動物的腦、骨髓、肝臟及其他內臟和蛋黃、少數魚類（如墨魚、魷魚等）及貝殼類、魚子，均富含膽固醇，經常食用，可能使血中膽固醇升高，引起或加重冠心病。

⑥ **濃茶和咖啡**

濃茶和咖啡中所含的大量茶鹼和咖啡因可能興奮中樞神經、心血管，從而引起心跳加快、心律失常、興奮不安，使心肌耗氧量上升，易引起心絞痛。

⑦ **高糖飲食**

糖尿病患者最易併發冠心病，說明血糖的升高與冠心病關係密切。因高糖飲食可使體內三醯甘油的合成增加，引起血脂升高。此外，血糖升高可能使血液呈高凝滯狀態，血液流動減慢，引起或加重心肌缺血、缺氧。所以，冠心病患者忌高糖飲食。

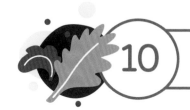

10 心肌梗塞

心肌梗塞是心肌缺血性壞死，是由於冠狀動脈閉塞，血流受阻，導致部分心肌因嚴重缺血、缺氧而發生的局部壞死。常見原因有冠狀動脈粥狀硬化、冠狀動脈痙攣等。其病理變化為心肌呈大片灶性凝固性壞死，心肌間質充血、水腫，伴有炎症細胞浸潤及心肌纖維化等。常見症狀為疼痛（程度較重，範圍廣，時間長，休息或含服硝化甘油不能緩解）、低血壓或休克、心律失常（室性早搏、室顫、房室傳導阻滯等）、心力衰竭（心衰）及全身症狀（發熱、噁心、嘔吐、心動過快等）。治療原則是保護和維持心臟功能，挽救瀕死的心肌，防止梗塞範圍擴大，縮小心肌缺血範圍，及時治療嚴重心律失常、泵衰竭和各種併發症，防止猝死。

飲食建議

①　應食半流質飲食或軟食

心肌梗塞患者心功能差，應予進食易消化、富有營養的流質或半流質飲食，如牛奶、米湯、藕粉、雞蛋湯、菜汁、水果汁、麵條、餛飩、蒸蛋等。進食不宜過飽，應當少量多餐。

②　有選擇地選用食物

食物以含機體必需的熱量和營養、易消化、低鈉、低脂肪而少產氣者為宜。

③　微量元素

有些微量元素對心臟功能有益，如鈣、錳、鎂、鉻、釩等，應注意攝入。

④　新鮮水果和蔬菜

新鮮水果和蔬菜可以使人體獲得豐富的維生素、無機鹽和纖維素。纖維素可降低膽固醇的生成，有助於人體對食物的消化、吸收，並能保持大便通暢，減輕心臟負擔。

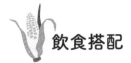

飲食搭配

①　萵苣與黑木耳

萵苣有增強食慾、刺激消化的功效。黑木耳有益氣養胃潤肺、降脂減肥作用。兩者同食，對心肌梗塞患者有益。

②　人參、麥冬與雞

去皮的雞腿肉與人參、麥冬同燉爛服用。人參、雞腿肉補氣，麥冬甘寒養陰，能使症狀緩解。

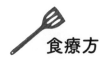

食療方

🍃　**小米粉粥**：小米粉、粳米各適量。小米粉加適量冷水調和備用，將粳米粥煮至七分熟後入小米粉糊同煮至熟。早晚餐溫熱服用。此粥清香爽口，

常吃有益，可降脂、降壓。對動脈硬化、冠心病、心肌梗塞及血液循環障礙有一定的輔助治療作用；高血脂患者常服也有效。小米粉能降血脂，有效防止和解除血管硬化，與粳米同食可提高其營養價值，發揮「互補作用」。

🌿 **香菇蓴菜湯**：香菇 50 g，蓴菜 250 g，冬筍 25 g，鹽、香油、醋等調味品各適量。將香菇和蓴菜用水發好，冬筍洗淨後切片。將冬筍片與香菇、蓴菜一起入鍋加適量的清水熬湯，加入鹽、香油、醋等調味品即成。每日吃 1 次。具有養血和血、健脾利水的功效，適合伴有胸悶、氣短、胃脘悶脹不適的心肌梗塞康復期患者食用。

🌿 **三七牛肉湯**：三七粉 0.5 g，山藥片 10 g，牛肉 100 g，鹽、胡椒粉等調味品各適量。將牛肉洗淨後切成塊。將牛肉塊與山藥片、三七粉一起入鍋加適量的清水煮湯，肉熟後加入胡椒粉、鹽等調味品即成。食肉喝湯，每日 1 劑。具有活血止痛的功效，適合伴有心絞痛的心肌梗塞康復期患者食用。

🌿 **乾炒丹參燉雞**：丹參 100 g，瓜蔞 50 g，母雞 1 隻，蔥、薑、酒、鹽等調味品各適量。將丹參切片後與瓜蔞及蔥、薑、酒、鹽等調味品一起塞入雞腹中，隔水蒸熟即成。2 ～ 3 天吃 1 次，分數次食用。具有活血理氣、養血安神的功效，適合伴有胸痛、氣短、失眠、多夢、神疲乏力等症狀的心肌梗塞康復期患者食用。

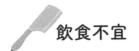 飲食不宜

1 **大量脂肪食物**

長期進食高脂肪食物，可導致血液凝固性升高，冠狀動脈易形成血栓，血栓一旦脫落則易發生心肌梗塞。因此，本病患者平時應進食低脂飲食。

2 **飽餐**

飽餐後，胃體積增大，可抬高橫膈，影響心臟搏動而加重病情。因此，本病患者飲食應定時定量。

3 **酒**

酒中乙醇等成分進入血液，可使心跳加快，血壓升高，冠脈痙攣，心臟耗氧量增加，從而加重病情。因此，本病患者應戒酒。

4 **長期高熱飲食**

長期食用巧克力、糖類等熱量高的食物，可誘發肥胖，久則脂質代謝紊亂，加重冠狀動脈缺血，因而加重病情。

5 **高膽固醇飲食**

高膽固醇食物（如動物內臟、蛋黃等）可能誘發動脈粥狀硬化，冠狀動脈管腔狹窄，加重梗塞缺血缺氧情況。所以，本病患者應以低膽固醇飲食為主。

6 **大量飲冷茶**

冷茶在咽部會刺激迷走神經，引起迷走神經興奮，導致心跳減慢，誘發心律失常，從而加重本病。

7 **辛辣食物**

辛辣食物會助陽化熱，耗灼津液，腸道津液減少則易引起便秘，患者排便困難，導致排便時心肌耗氧增加，加重梗塞症狀。

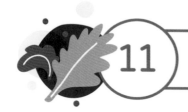

11 風濕性心臟病

風濕性心臟病（簡稱風心病）是風濕性心肌炎發作被控制後，遺留下來的心臟病變。主要表現為心臟瓣膜病變，以二尖瓣和主動脈瓣常見。臨床檢查可見血流動力學改變，如心臟雜音、心臟增大等。常見症狀有心悸、疲倦乏力、呼吸困難、下肢水腫、肝腫大壓痛、口唇發紺、兩顴發紅等。介入和手術治療為本病的有效治療方法，應用介入或手術方法擴大瓣口面積，減輕狹窄。

飲食建議

❶ **高熱量、高蛋白質飲食**

如牛奶、蛋類、豬瘦肉、豆製品等。

❷ **多食新鮮蔬菜及水果**

可以多吃白蘿蔔、芥菜、龍鬚菜、白菜、油菜、番茄、蘋果、枇杷、羅漢果等新鮮蔬菜和水果。

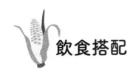

飲食搭配

❶ 金針花與雞蛋

金針花性涼、味甘，入脾、肺經，有安神、止血、清熱、解毒、消炎、利尿、健胃、養血、平肝、補氣血、強筋骨、寬胸膈等功效。金針花與滋陰潤燥、清熱安神的雞蛋搭配食用，具有清熱解毒、滋陰潤肺、止血消炎的功效，對風濕性心臟病有輔助治療作用。

❷ 白菜與生薑

生薑味辛、性微溫，入肺、胃、脾經，具有健胃解表、溫中散寒、興奮發汗、止嘔解毒等功效，能增強及加速血液循環，與有清熱解毒功效的白菜合用，對風濕性心臟病有輔助治療作用。

食療方

🌿 **鮮魚冬瓜湯**：鮮魚 350 g，冬瓜 500 g，蔥白 7 根，大蒜 5 瓣，鹽適量。將鮮魚去雜，洗淨。冬瓜去皮、瓤，切塊。將魚、冬瓜加蔥白、大蒜用水煎熟、加鹽調味。每天 1 劑。溫陽利水，適用於面色萎暗、咳嗽喘息、頭面浮腫者。

🌿 **豬肉淮山藥湯**：淮山藥 20 g，豬瘦肉 50 g（切小塊），枸杞子 10 g。將原料用水煮熟。每天 1 劑。益氣養血，適用於面色蒼白、心悸、氣短、汗出、脈細者。

🌿 **山蓮葡萄粥**：山藥、蓮子肉、葡萄乾各 50 g，白糖少許。山藥洗淨切片，和蓮子肉、葡萄乾一起熬煮成粥，加白糖拌勻即可。也可將前三物一起

蒸爛搗成泥，加白糖調勻。隨意服用。補中健身、益脾養心，適用於風心病患者心悸、腹脹便溏、乏力倦怠、形體瘦弱等。

🍃 **芝麻粥**：芝麻 6 g，粳米 30 g，砂糖或白蜜適量。將芝麻炒出香味；粳米煮粥，粥將成時，加入芝麻、砂糖或白蜜拌勻即可。作早餐食用。益五臟、通痹、潤腸、堅筋骨，適用於風心病陰精不足、血虛津虧者。

🍃 **冬蟲蒸老鴨**：冬蟲夏草 5 枚，老雄鴨 1 隻，黃酒、生薑、蔥白、鹽各適量。將老雄鴨沖洗乾淨，入沸水中略燙後撈出，順鴨頭頸劈開，放入冬蟲夏草，用線紮好，放入大缽中，加入黃酒、生薑、蔥白、鹽、清水，用小火隔水蒸 2 小時即可。佐餐食用。補虛益精、滋陰助陽，適用於風心病虛損患者。外感未清者不宜服用。

🍃 **白果蓮子烏骨雞湯**：白果 100 g，蓮子 100 g，糯米 50 g，烏骨雞 1 隻，鹽、黃酒、蔥白、生薑各適量，將烏骨雞洗淨，入沸水略燙後撈出；白果去殼，糯米淘淨，與蓮子一起塞入雞腹內放入鍋中，加入清水、蔥白、生薑、黃酒，燒沸後，改用小火煨燉至熟爛，再加入鹽，略燉即成。隔日 1 次，佐餐食用。補心腎、填精髓，適用於風心病心腎俱虛、血少精虧者。

🍃 **茶根湯**：老茶樹根（10 年以上者）30 ～ 60 g，楓荷梨 30 g，萬年青 6 g，糯米酒少許。將上述用料一起放入鍋內，加適量水，煎沸 30 分鐘，去渣取汁即可。每日 1 次，不拘時飲服。祛風、強心、利濕，適用於風心病心悸、氣短、胸悶、浮腫者。

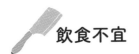 **飲食不宜**

① **攝鹽過多**

由於心功能不全，常使體內瀦留大量的鈉而發生水腫，如果攝入食鹽過多，體內的鈉就會增多，無法排出體外，造成嚴重水腫，從而增加心臟負擔。因此，風濕性心臟病患者必須控制食鹽的攝入量。

② **油膩厚味食物**

如動物脂肪、黃油、奶油等，這類食物富含飽和脂肪酸，可引起血液膽固醇上升，故應忌食。

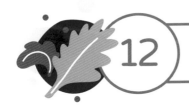 **12　心律失常**

心律失常是指心臟搏動的頻率、節律、起源部位、傳導速度與激動次序的異常。見於各種器質性心臟病（如冠心病、心肌病、心肌炎、風心病等），尤其是心力衰竭（心衰）或急性心肌梗塞。此外，還見於自主神經功能失調、內分泌失調、麻醉、低溫、胸腔或心臟手術、藥物作用和中樞神經系統疾病。部分患者病因不明。其發生原理與搏動發生異常及搏動傳導異常有關。臨床上一般分為快速性心律失常和緩慢性心律失常兩種。常見症狀有心悸、乏力、頭暈、失眠、胸悶、驚慌及恐懼感等。給予心律失常患者合理藥物治療之前，

應先瞭解心律失常發生的原因、基礎心臟病變及其嚴重程度和性質（如房性早搏、室性早搏、心房纖顫、陣發性室上速、室性心動過速及房室傳導阻滯）。

 飲食建議

❶ **礦物質**

有些礦物質對心臟功能有益，如鈣、錳、鎂、鉻、釩等，應注意攝入。

❷ **新鮮水果和蔬菜**

新鮮水果和蔬菜可以使人體獲得豐富的維生素、無機鹽和纖維素。纖維素可降低膽固醇濃度，促進腸蠕動，預防便秘。

 飲食搭配

❶ **山楂與菊花**

醫學研究證明，山楂能明顯降低膽固醇，降低血壓，軟化血管，增加冠脈血流；與有清熱解毒、涼血功效的菊花同食，對心律失常患者有益。

❷ **茼蒿與豬心**

茼蒿營養豐富，尤其胡蘿蔔素含量較高，可增強機體免疫力，還含有揮發油及膽鹼，有降壓補腦作用，亦可和胃脾、利二便。若配以養血補虛、鎮靜安神的豬心，則可補心安神。適用於心律失常、煩躁不安、失眠、神經衰弱等症。

食療方

- **酸棗仁粥**：酸棗仁 20 g（炒黃研末），粳米 100 g。兩者加水煮成粥，空腹食之。

- **龍眼糯米粥**：龍眼肉 20 g，糯米 60 g，白糖適量。三者加水煮粥，空腹食之。

- **蓮子百合煨豬肉**：蓮子 50 g，鮮百合 60 g，豬瘦肉 150 g，蔥、薑、鹽、米酒各適量。蓮子、百合、豬瘦肉同放入鍋內加水，加入蔥、薑、鹽、米酒各適量，先大火燒沸，再用小火煨燉 1 小時即可，食蓮子、百合、豬肉並飲湯。每日 1～2 次。

- **大棗燉豬心**：豬心 100 g，大棗 25 g。兩者同置碗內加水，小火燉 2 小時後調味食用。

- **米酒核桃湯**：米酒 50cc，核桃仁 6 個，白糖 30 g。將核桃仁與白糖共搗為泥，放入鍋中，下米酒調勻，加適量水，以小火煎煮 10 分鐘即可。每日 1～2 次。

- **水蓮湯**：乾蓮子 500 g，粉甘草 30 g。將乾蓮子帶皮炒至極脆，粉甘草微炒，共研極細末，過 100 目篩。每次用 15～20 g，入鹽少許，沸湯調服。通心氣、益精髓、健脾安神，適用於氣血不足、心脾兩虛之心律失常、食少心悸、不寐等症。

- **龍眼粥**：龍眼肉 30 g，糯米（江米）或紫米 100 g，冰糖適量。先將糯米加水適量熬成粥，將熟時加入龍眼肉及冰糖，再煮 10～15 分鐘即得。溫服，每日 1 次，1 周為一個療程。安心神、定魂魄、斂汗液，適用於心神不安、驚悸不寧、乏力出汗、氣血不足，或受驚嚇所致的心律失常。有內火者禁用。

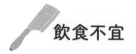 **飲食不宜**

❶ **慎食辛辣、刺激性食物**

辛辣、刺激性食物（如大蒜、濃茶、咖啡等）可加重心動過速或誘發心律失常。但對於心動過緩或伴房室傳導阻滯者，這類食物可以加快心率。

❷ **酒**

大量飲酒可導致心律紊亂，心功能差的患者大量飲酒後可引發心衰。

❸ **飽食**

飽餐後，胃內容物過多，導致橫膈上抬，壓迫心臟，影響心臟正常搏動，易誘發或加重本病。

❹ **飲醋過量**

根據臨床報導，一次大量喝醋可誘發早搏。

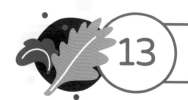 **13 心力衰竭**

心力衰竭是指心排血量在循環血量與血管舒縮功能正常時不能滿足全身代謝對血流的需要，從而導致具有血流動力學異常和神經-激素系統啟動兩方面特徵的臨床症候群。各種彌漫性心肌損害、機械性梗阻、嚴重的心律失常等均可誘發心力衰竭。臨床上按心力衰竭發展的快慢可分為急性和慢性兩

種，以慢性居多。慢性心力衰竭又稱充血性心力衰竭，其病理變化有心肌肥厚、充血性改變、血栓形成、心肌纖維的水腫及纖維化等。常見症狀有呼吸困難、口唇發紺、大汗、咳吐紅色泡沫樣痰、腹脹尿少和水腫等。常需強心利尿等藥物治療。

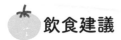

飲食建議

❶ 高蛋白食物

康復期和慢性心力衰竭患者應保持蛋白質的攝入量。蛋白質以動物性蛋白、植物性蛋白各半為宜。

❷ 半流質飲食或軟食

心力衰竭患者胃腸道充血，消化能力差，應進食易消化、富有營養的流質或半流質飲食，如牛奶、米湯、藕粉、雞蛋湯、菜汁、水果汁、麵條、餛飩、蒸蛋等食物。進食不宜過飽，當少量多餐。

❸ 新鮮水果和蔬菜

新鮮水果和蔬菜可以使人體獲得豐富的維生素、無機鹽和纖維素。纖維素可降低膽固醇濃度，促進腸蠕動，預防便秘。

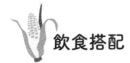

飲食搭配

❶ 冬瓜與蘆筍

蘆筍營養豐富，含有的天門冬醯胺能有效抑制癌腫生長，且有降壓、降脂作用，若配以甘淡微寒、清熱利尿、解毒生津的冬瓜，不僅清涼爽口，

而且有良好的保健效果，適於心力衰竭患者食用。

2 薺菜與瘦肉

兩者搭配，營養豐富，有補心脾、益腎氣、降血壓、止血涼血的作用，適於心力衰竭、動脈硬化、高血壓、慢性出血等患者食用。

3 蘑菇與油菜

蘑菇和油菜富含纖維素，可縮短食物殘渣在消化道中的停留時間，減少有害物質及膽固醇的吸收，適於心力衰竭、高血脂、高血壓、肥胖症及其他心腦血管疾病患者食用。兩者搭配，亦可防老抗衰、潤膚。

4 茄子與黃酒、蛇肉

三者搭配，有涼血祛風、消腫止痛的功效，對心力衰竭、高血壓、動脈硬化、冠心病、心絞痛、心源性水腫、風濕性關節炎有輔助治療作用。

食療方

🌿 **龍眼百合粥**：龍眼肉、百合各 15 ～ 30 g，大棗 6 枚，糯米 100 g，白糖適量。將上五味共煮為粥，早、晚服食。適用於心力衰竭伴氣虛、陰虛、血虛表現者。

🌿 **萬年青飲**：萬年青 3 ～ 5 g（鮮品 9 ～ 15 g），大棗 8 枚。將兩者用水煎，代茶飲。強心利尿、清熱解毒，適用於一般慢性心力衰竭患者。萬年青有一定毒性，不能過量服用。

🌿 **蓮子酸棗粥**：蓮子（去心）、酸棗（不去核）各 15 ～ 30 g，大棗 6 枚，粳米 100 g，白糖適量。共煮為粥，早晚服食。適用於心力衰竭伴氣虛、陰虛、血虛者。

🌿 玉竹粥：玉竹 15 g（鮮品加倍），粳米 100 g，冰糖適量。玉竹洗淨，煎取濃汁，去渣，加入粳米，加適量水煮為稀粥，加入少許冰糖，稍煮一二沸即成。早晚分 2 次服食，5 ～ 7 天為一個療程。可酌加龍眼肉、茯苓、酸棗仁等藥，以養心安神。適用於心力衰竭伴氣虛、陰虛、血虛證者。

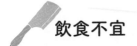 ## 飲食不宜

❶ 空腹大量飲酒

酒中的乙醇對人體的神經、消化、循環系統都有一定的損害作用。空腹飲酒，乙醇的吸收量是平時飲酒的幾十倍。酒精被吸收後，就會刺激中樞神經，引起心跳加快，血液循環量增加，心肌耗氧量增加，從而加重心力衰竭症狀。

❷ 大量飲用咖啡、茶葉等刺激性飲料

這些液體進入人體後，可引起興奮、煩躁、呼吸、心跳加快、心律失常等，不利於本病症狀的控制。因此，本病患者應當禁飲刺激性飲料。

❸ 大量飲水

大量飲水，可使有效循環血容量增加，加重心臟負擔，從而加重病情。

❹ 暴飲暴食

過量飲食會迅速使胃充盈，橫膈抬高，壓迫心臟，增加心臟負擔。心功能不全患者往往不能適應這種變化，常導致病情加重甚至死亡。

❺ 過食香蕉

因香蕉中含有豐富的鈉，過食香蕉會增加鈉在體內的瀦留，導致水腫，對心力衰竭者不利。

14 低血壓

　　收縮壓低於 90mmHg，舒張壓低於 50 ～ 60mmHg，稱為血壓偏低或低血壓。當收縮壓低於 80mmHg，表現為休克，是一種急性循環功能不全症候群，系臨床各科嚴重疾病中常見的併發症。表現為血壓下降，心排出量降低，心率增快，脈搏細弱，全身無力，皮膚濕冷，面色蒼白，靜脈萎陷，尿量減少，反應遲鈍，神志模糊，甚至昏迷。及時防治對其預後有極重要的影響。

飲食建議

❶ 蓮子、龍眼、大棗、桑甚等

以上各物具有養心益血、健脾補腦作用，低血壓患者可常食用。

❷ 食少納差者可進食增進食慾的食物

伴有食少納差者，宜適當食用能刺激食慾的食物和調味品，如生薑、蔥、醋、醬、糖、胡椒、辣椒、啤酒、葡萄酒等。

❸ 高鈉、高膽固醇飲食

食鹽每日需攝入 12 g 左右。含膽固醇多的食物有動物腦、肝及蛋、奶油、魚子、豬骨等，適量食用有利於提高血液膽固醇濃度，增加動脈緊張度，使血壓上升。

④ 生薑

生薑含揮發油，能刺激胃液分泌，興奮血管，促進消化，有健脾作用。健康人口嚼生薑 1 克（不咽），可使收縮壓平均升高 11mmHg，舒張壓升高 14mmHg，對脈率無影響。

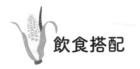 飲食搭配

① 葷素搭配

加強營養，葷素兼吃，合理搭配膳食，保證攝入全面充足的營養物質，使體質從纖弱逐漸變得健壯。

② 動物內臟與蔬菜

如伴有紅血球計數過低，血紅蛋白不足的貧血患者，宜適當吃富含蛋白質、鐵、銅、葉酸、維生素 B12、維生素 C 等「造血原料」的食物，如豬肝、蛋黃、瘦肉、牛奶、魚蝦、貝類、大豆、豆腐、紅糖及新鮮蔬菜、水果，有利於糾正貧血，提高血壓，消除血壓偏低引起的不良症狀。

 食療方

🌿 板栗雞：大棗 15 枚（去核），栗子 150 g，淨雞 1 隻，調料適量。雞切成塊，大火乾炒，加調料和適量清水，煮至八分熟，加大棗、栗子燜熟食之。

🌿 鯽魚糯米粥：鯽魚 1 條，糯米 60 g。將鯽魚洗淨（不要去鱗，去除內臟、鰓），與糯米共煮成粥。每週服 2 次，連服 2 個月。

🌿 韭菜汁飲：韭菜適量。搗爛取汁，每日早晨服 1 杯。常服用，可使血壓恢復正常。

🌿 **板栗豬肉粥**：栗子 200 g（去殼），豬脊肉 200 g（洗淨切塊），共煲湯，加鹽調味服食。每週 1 次，連服 1 個月。

🌿 **冬草燉鴨**：水鴨 1 隻，冬蟲夏草 12 g，鹽適量。將冬蟲夏草洗淨放入水鴨腹內，用竹簽縫好刀口，放燉盅內加水適量隔水燉熟，用鹽調味，喝湯食肉。

🌿 **藕絲羹**：嫩鮮藕 500 g，雞蛋 3 個，京糕 160 g，蜜棗 100 g，青梅 100 g，白糖 200 g。將嫩鮮藕洗淨，削去外皮，切成約 5 公分長的細絲，放入開水鍋內汆一下，撈出。京糕、蜜棗、青梅等均切成與藕同樣的細絲。將 3 個蛋清放入碗內，加入相當於蛋清一半的水，用筷子打勻放在大盤內，放籠裡用大火蒸 5 分鐘，即成白色固體蛋羹。然後將各種絲分為 5 份擺在蛋羹上，兩端為藕絲，中間為京糕、蜜棗、青梅絲。鍋內倒入 200cc 水，放入白糖，燒開後，用濕澱粉勾成白色甜汁，淋至菜上即可。健脾開胃。可佐餐食用。

🌿 **蓮子豬肚**：豬肚 1 個，水發蓮子 40 枚，香油、鹽、蔥、生薑、大蒜等調料各適量。將豬肚洗淨，裝入水發蓮子（去心），用線紮緊肚口，放入鍋內，加水適量，燉熟，撈出晾涼，將豬肚切成細絲，與蓮子一起放入盤內。用香油、鹽、蔥、生薑、大蒜等調料與豬肚絲、蓮子拌勻即可食用。健脾益胃，補虛益氣。可單食，亦可佐餐食用。

🌿 **蜜棗扒山藥**：山藥 1000 g，蜜棗 150 g，罐頭櫻桃 10 粒，豬網油 1 張（碗口大），豬油 15 g，白糖 200 g，糖桂花適量。將山藥煮熟去皮；蜜棗用溫水洗淨，切成兩半，去核；豬網油洗淨，晾乾水分；櫻桃去核備用。扣碗內抹上豬油，將網油平墊碗底，放入櫻桃，將蜜棗圍在櫻桃周圍。把山藥切成 3 ～ 4 公分長的段，順長剖為 4 片，放在蜜棗上。疊一層山藥，撒一層白糖，依次將山藥疊完。稍淋些豬油，最上層加入糖桂花，上籠

蒸熟。上菜時，將扣碗取出，扣入盤內，去網油。同時給鍋內倒入清水，放入白糖溶化，用濕澱粉勾成稀芡，淋於菜上即成。補益脾胃，補腎養心。佐餐食用。

🌿 **牛肉膠凍**：牛肉 1000 g，黃酒 250 g。將牛肉切成小塊，放入鍋內，加水適量煎煮，去浮沫，每小時取肉汁 1 次，加水再煎，前後共取肉汁 4 次，合併肉汁，以小火繼續煎熬，煮至肉汁稠黏時，加入黃酒，再熬至稠黏時停火，將黏稠液倒入盆內，冷藏備用。益氣健脾。每日 3 次，每次取牛肉膠凍 45cc。

🌿 **砂鍋牛尾**：帶皮牛尾 1000 g，淨母雞肉 300 g，干貝 10 g，熟火腿 30 g，雞湯 1500 g，豬油 30 g，花椒、蔥、薑（拍鬆）、料酒、鹽、雞湯各適量。將牛尾用火燎去小毛，刷洗乾淨，剁成段。火腿肉切成片，干貝去掉筋洗淨，把母雞肉放在水中浸透。鍋內放豬油燒熱，倒入花椒、蔥、薑，煸出香味，將牛尾段倒入鍋內，用大火煸出血水後，放入料酒，繼續乾炒，待牛尾段完全斷生，將鍋離火取出牛尾段，用水洗淨，控乾水分。將砂鍋置火上，倒入雞湯，加入蔥、薑、料酒、鹽，再將牛尾段、火腿片、干貝和母雞肉放入鍋內，煮開後去浮沫，用小火燉 4 小時。補腎壯陽。佐餐食用。

飲食不宜

①　胡蘿蔔

胡蘿蔔含有琥珀酸鉀鹽，可使血壓降低，尿中排鉀增多，故低血壓患者應忌食。

❷ 番茄

番茄有降血壓作用，低血壓患者食用可導致血壓更為低下，出現頭暈、目昏等症狀，故低血壓患者應忌多食。

❸ 山楂

山楂有降血壓作用，故低血壓患者忌多食。

❹ 荸薺

荸薺有降血壓作用，故低血壓患者應忌食。

❺ 蜂王漿

蜂王漿雖然滋補作用較好，但有降血壓作用，故低血壓患者應忌服。

❻ 生冷、寒涼、破氣食物

如菠菜、芹菜、冬瓜、赤小豆、冷飲等，低血壓患者應忌食。

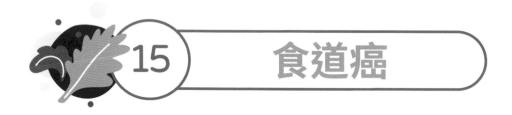

15 食道癌

食道癌是指食管鱗狀上皮的惡性腫瘤，為消化道的常見惡性腫瘤之一。進行性吞咽困難為其最典型的臨床症狀。早期臨床表現為進食後胸骨後停滯感或咽下困難，進食時有疼痛感或燒灼感；中晚期患者有吞咽困難，進食梗阻、疼痛，聲音嘶啞，消瘦，厭食，並可能有嘔血、黑便發生。一般對較早期病變宜採用手術治療；對較晚期的病變，且位於中、上段而年齡較高或有手術禁忌證者，則以放射治療配合化療為佳。

飲食建議

1 宜進食細軟食物，少量多餐

吞咽困難者，應給予濃縮的富含優質蛋白、脂類、無機鹽及各種維生素成分的流質飲食，以避免食物對病變部位的局部刺激。製作飲食時，可把肉（雞肉、豬瘦肉等）、蔬菜剁碎，放在粥內熬爛食用。

2 飲食宜偏溫

食道癌患者食管狹窄，對冷食很敏感，稍偏冷的飲食，便可刺激食管使其痙攣，而發生嘔吐、疼痛和脹麻的感覺，所以，食道癌患者的飲食宜偏溫一些。

3 宜細嚼慢嚥

食道癌患者食管上皮增生，細胞癌變，食管狹窄，要糾正進食過快、過硬、過粗等不良習慣，以避免刺激局部癌組織使其發生擴散、轉移、出血和增加疼痛的程度。

4 宜多食新鮮蔬菜

食道癌患者宜多食新鮮蔬菜，以補充維生素C、維生素D、維生素A和鉬、銅、硼、鋅、鎂和鐵等礦物質。

5 含微量元素硒多的食物

微量元素硒具有調整細胞分裂、分化及癌基因表達，使癌行為向正常轉化的作用，因此食道癌患者宜多食富含微量元素硒的食物，如肉、穀物、蘆筍、蘑菇、芝麻等。

6 宜多食具有抗癌作用的食物

食道癌患者術後放療、化療期間，宜多選用具有助升白血球、提高免疫力作用的食物。常用的具有抗癌作用的食物有牛奶、蛋羹、雞湯、魚湯麵、番茄、無花果、橘子、甘蔗汁、生薑、話梅、人參、大棗、獼猴桃、

沙丁魚、猴頭菇、牡蠣、海參、鴿蛋、鵪鶉、豬肝、鮑魚、海馬、甲魚、鯊魚、烏賊、山藥、金針花、淡菜、藕、捲心菜、薺菜、白扁豆、薏仁、香菇、蘑菇、銀耳、葵花籽等。

❼ **宜食用具有軟堅、化痰、散結作用的食品**

中醫認為癌症堅硬如石，與痰凝氣滯有關，故宜食用具有軟堅、化痰、散結作用的食品。

❽ **宜食用具有活血化瘀消積作用的食品**

癌症的病機多與氣滯血瘀有關，故宜食用具有活血化瘀消積作用的食品。

❾ **宜食用具有清熱解毒作用的食品**

癌症的發病，也與熱毒有關，故宜食用具有清熱解毒作用的食品。

❿ **宜食用具有養陰補氣、滋補強身作用的食品**

中醫認為，邪之所湊，其氣必虛。對癌症患者，宜扶正祛邪，故宜食用具有養陰補氣、滋補強身作用的食品。

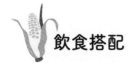 ## 飲食搭配

❶ **冬蟲夏草與烏骨雞**

冬蟲夏草、烏骨雞加調料煮爛，每天多次服用。具有補虛強身、養陰退熱、補益肝腎之功效，適於食道癌患者食用。

❷ **香菇與荸薺**

香菇能補氣益胃、滋補強身，有降壓調脂的功效。荸薺具有清熱化痰、消滯等功效。兩者搭配，具有調理脾胃、清熱生津的作用，適於食道癌患者食用。

③ **小麥與昆布**

昆布、小麥加水同煎，具有消痰散結、化濕抗癌之功效。適用於食道癌證屬痰濕之胸中氣噎、飲食難下、喉間似有物阻者。

④ **山楂與三七**

山楂與三七加入粳米同煮粥，具有化癥消積、通瘀抗癌、健胃利腸之功效，適用於食道癌證屬血瘀者。

⑤ **核桃仁與藕**

鮮藕與核桃仁同煮湯，具有活血化瘀、理氣止痛之功效，適用於食道癌證屬瘀血內結者。

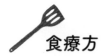
食療方

🌿 **刀豆梨**：大梨 1 個，刀豆 49 粒，紅糖 30 g。將梨挖去核，放滿刀豆，再封蓋好，連同剩餘的刀豆、紅糖同放碗中，入籠蒸 1 小時，去淨刀豆後即成。經常服用，吃梨喝湯。具有利咽消腫功效。

🌿 **雞蛋菊花湯**：雞蛋 1 個，菊花 5 g，藕汁適量，陳醋少許。雞蛋液與菊花、藕汁、陳醋調勻後，隔水蒸燉熟後即成，每日 1 次。止血活血、消腫止痛，適用於食道癌咳嗽加重、嘔吐明顯者。

🌿 **枸杞烏骨雞**：枸杞子 30 g，烏骨雞 100 g，調料適量。將枸杞子、烏骨雞加調料後煮爛，去骨渣後打成勻漿或加適量澱粉或米湯，成薄糊狀，煮沸即成，每日多次服用。補虛強身、滋陰退熱，適用於食道癌體質虛弱者。

🌿 **瓜蔞餅**：去籽瓜蔞瓤 250 g，麵粉 800 g。以小火煨熟瓜蔞瓤，拌勻壓成

餡備用。麵粉做成麵團，包餡後製成麵餅，烙熟或蒸熟後食用。清熱止咳，適用於食道癌咳喘不止者。

🌿 **蒜鯽魚**：活鯽魚 1 條（約 300 g），大蒜適量。鯽魚去腸雜留鱗；大蒜切成細塊，填入魚腹，紙包泥封，曬乾，再用炭火燒乾，將鯽魚、大蒜研成細末即成。每日 3 次，每次 3 g，用米湯送服。解毒、消腫、補虛，適用於食道癌初期。

🌿 **紫蘇醋散**：紫蘇 30 g，醋適量。將紫蘇研成細末加水 1500cc，水煮過濾取汁，加等量醋後再煮乾。每日 3 次，每次 1.5 g。利咽、寬中，適用於食道癌吞咽困難者。

🌿 **阿膠燉肉**：阿膠 6 g，豬瘦肉 100 g（切小塊），調料適量。先加水燉豬肉，熟後加阿膠烊化，再加調料即成。每日 1 次。補血、活血、滋陰潤肺，適用於出血日久、身體虛弱、貧血等食道癌患者。

🔪 飲食不宜

① 多食糖

糖具有致癌的催化作用，這是因為過多的糖會無情地消耗體內本來就不多的礦物質和 B 群維生素，這無疑削弱了機體的抗癌能力。此外，過多的糖還會對機體的免疫系統產生直接的有害影響，會使白血球的吞噬功能降低，使機體的抗病能力減弱。癌症患者的血液中含有相當多的乳酸，乳酸便是糖酵解作用的產物，癌細胞的生存是靠糖酵解作用維持的。因此，食道癌的患者應少吃糖。

② **煙及咖啡**

煙中含有尼古丁、苯並芘、亞硝胺等 20 多種有毒物質，這些有毒物質均可以致癌。咖啡中的咖啡因可消耗體內 B 群維生素，而缺乏 B 群維生素與癌的發生有密切關係。

③ **過食煙燻食品**

用煙火直接燻的魚和肉，能產生具有致癌作用的化學物質。

④ **黴爛食物和酸菜**

各種黴變食物中含有鐮刀菌、白地黴菌、黃麴黴菌和黑曲黴菌等真菌，這些真菌不但可直接侵犯食管上皮細胞，促使食管上皮細胞增生、癌變，而且還能將硝酸鹽還原為亞硝酸鹽，並能增加二級胺的含量，促進亞硝胺的合成（亞硝胺是很強的致癌物質）。酸菜能夠被白地黴菌嚴重污染，也含有高濃度的硝酸鹽、亞硝酸鹽和二級胺。因此，食道癌患者應忌食。

⑤ **不良的飲食習慣**

如進食粗糙、焦黑、過鹹、質硬的食物，或進食咀嚼不細，或進食過熱、過快，或經常飲用烈酒，或食用大量辣椒、胡椒等刺激性食物，這些食物對食管壁黏膜都是慢性理化刺激物，可引起食管上皮細胞增生。實驗證明，彌漫性或局部病灶性上皮增生，可能是食道癌的癌前期病變。因此，不良的飲食習慣既是導致食道癌的重要因素，又是致使食道癌加重的重要因素。

⑥ **腥膻發物**

癌症患者應忌腥膻之品，如花鯽魚、黃魚、蟹、公雞、老鵝、香椿頭、茄子、蕎麥、香菜、雪裡蕻等，這類發物可助時邪疫氣，釀痰生濕，瘀阻心絡，從而加重症狀，不利於疾病的恢復。

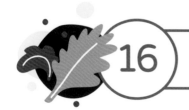

慢性胃炎

16

慢性胃炎是以胃黏膜的非特異性慢性炎症為主要病理變化的慢性胃病。以淋巴細胞和漿細胞浸潤為主，嗜中性球和嗜鹼性球細胞可存在，但量少。病變分佈並不均勻。病因未明，可能與幽門螺桿菌感染，長期服用刺激性食物、藥物，十二指腸液反流，以及自身免疫等因素有關。主要表現為無規律性的上腹疼痛，多有飽脹感，伴噯氣，尤以進食後明顯，還有食慾減退、噁心、嘔吐、胃食道逆流、消化不良等症狀。常需抗幽門螺桿菌、止酸及保護胃黏膜等治療。

飲食建議

① **養成良好飲食習慣**

節制飲食，多食淡味食物，少食肥甘之物，營養全面，對五味（酸、甘、苦、辛、鹹）不偏嗜。

② **定時定量**

每日三餐或加餐均應定時，間隔時間合理。胃炎急性發作時，少吃多餐，每日 5 ～ 6 餐，以清淡飲食為主。

③ **注意營養平衡**

供給富含多種維生素的食物，有利於保護胃黏膜和提高其防禦能力，並促使黏膜修復。

④ **飲食宜軟、溫、緩**

烹調應用蒸、氽、煮、熬、燴等方式。進食時要從容不迫，食物在口腔內充分咀嚼後慢慢咽下，使食物與唾液充分混合，以利於消化。要注意四季飲食溫度的調節，脾胃虛寒者尤應禁食生冷食物。

在慢性胃炎急性發作時，應以飲食調理為主，藥物治療為輔。以無渣流食或流質飲食為宜，每日 6 ～ 8 餐。當病情穩定後仍以半流食為主，以鞏固療效。

慢性胃炎出血者，若出血量多，可暫禁食 1 ～ 2 日；少量出血或出血剛止的患者，病情穩定後酌情進流質飲食，每日 6 ～ 8 餐，以無糖牛奶、米湯為宜。注意飲食溫度，防止過熱引起再出血。待出血停止後再進半流食，每日 6 餐。

慢性胃炎低胃酸患者，宜多進食含蛋白質豐富的米、麵、肉類、蛋類等酸性食物，還可在每餐前服用人工胃液（即胃蛋白酶合劑），或進餐時加用醋類酸性調料，以增進食慾，促進消化。對高胃酸的患者則與上述原則相反，並應多吃蔬菜、水果等鹼性食物。

⑤ **常食優酪乳**

優酪乳是經過發酵處理的牛奶，它不僅保持原有營養，還含有豐富的乳酸菌、乳糖酶及乳酸等，有助於消化，對慢性胃炎患者是非常適宜的。

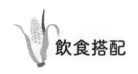

飲食搭配

①　香菇與荸薺

香菇能補氣益胃、滋補強身，有降壓調脂的功效。荸薺具有清熱化痰、消滯等功效。兩者搭配，具有調理脾胃、清熱生津的作用，常食能補氣強身、益胃助食，適用於慢性胃炎脾胃虛弱、食慾減退及濕熱證等患者。

②　花椰菜與蠔油

兩者同食，能健脾開胃、益氣壯陽、防癌抗衰，適於慢性胃炎、食慾減退、疲勞症候群及癌症的防治。

③　蓴菜與鯽魚

蓴菜為睡蓮科植物，是珍貴蔬菜之一，富含多種維生素和礦物質，有防癌、降壓、調脂作用。與鯽魚搭配食用，可為機體提供豐富的營養，並能和胃調中、補虛利火、消炎解毒。適於慢性胃炎、胃潰瘍、營養不良、高血壓、高血脂、癌症、水腫等患者食用。

④　番茄與山楂

番茄有健脾消食的功效，若配以具有同樣功效的山楂，則能消食導滯、通脈散瘀、降壓調脂。適於慢性胃炎、高血脂、高血壓、腸吸收不良症候群等患者食用。

⑤　黃豆與糯米、橘皮、生薑

黃豆加糯米、橘皮、生薑製成營養暖胃粉，可補中益氣、健脾暖胃、寬中下氣、開胃行滯、化痰燥濕，對慢性胃炎、胃潰瘍有治療作用。

食療方

- **山楂核桃茶**：核桃仁 150 g，白糖 200 g，山楂 50 g。核桃仁用水浸泡 30 分鐘，洗淨後，再加少許清水，磨成漿，越細越好，裝入盆內，再加適量的清水稀釋調勻待用；山楂用水沖洗乾淨，山楂要拍破放入鍋內，加適量清水，用中火煎熬成汁，去渣留汁約 1000cc；再將山楂汁倒入鍋內，加白糖攪勻，待溶化後，將核桃漿緩緩倒入鍋內，邊倒邊攪勻，燒至微沸，出鍋即成。代茶飲。

- **平菇燉肉**：豬肉 250 g，鮮平菇 250 g，料酒、鹽、蔥段、薑片各適量。先將豬肉洗淨切塊，入沸水鍋略汆片刻，然後把肉塊放入鍋中，加入料酒，擺上蔥段、薑片，注入清水適量，先用大火燒沸，後改用小火燉至肉熟爛，加鹽，倒入平菇熟透入味即成。佐餐食用。改善人體新陳代謝、增強體質、防癌、抗癌，適用於慢性胃炎、胃潰瘍、十二指腸潰瘍等患者。

- **蘿蔔粳米粥**：鮮白蘿蔔 1 根，粳米 100 g。先將白蘿蔔洗淨搗爛，取汁 100cc，同粳米一起加水 500cc，煮為稀粥。早晚溫熱服用。疏肝理氣，適用於肝胃氣滯引起的胃炎患者。

- **大棗益脾糕**：乾薑 1 g，大棗 30 g，雞內金 10 g，麵粉 500 g，白糖 300 g，發麵適量（也可用酵母發麵）。乾薑、大棗、雞內金放入鍋內，用大火燒沸後，轉用小火煮 20 分鐘，去渣留汁。麵粉、發麵放入盆內，加白糖、藥汁、清水適量，揉成麵團；待麵團發酵後，做成糕坯；將糕坯上籠用大火蒸 15 ～ 20 分鐘即成。每日早餐食用。

- **羊肉蘿蔔湯**：羊肉 100 g，蘋果 150 g，豌豆 100 g，白蘿蔔 300 g，香菜、胡椒粉、鹽、薑各少許。羊肉洗淨切塊，蘋果洗淨切塊，香菜洗淨切段；豌豆、蘋果、羊肉、薑放入鍋內，加清水適量，用大火燒沸後，轉用

小火煮 1 小時，再放白蘿蔔塊煮熟，放鹽，香菜、胡椒粉即成。可用醋蘸食。

- 胡椒豬肚：白胡椒 15 g，豬肚 1 個，調料適量。將白胡椒略打碎，放入洗淨的豬肚內，並在豬肚內裝入少量水，然後用線紮緊，放砂鍋內小火燉至爛熟，調味後食用。2 天服 1 次，連服 5 次。

- 鯽魚糯米粥：鯽魚 2 條，糯米 50 g。將鯽魚去腸雜後與糯米同煮粥食用，早晚餐食用。適用於慢性胃炎患者。

- 小茴香粥：炒小茴香 30 g，粳米 200 g，鹽適量。將小茴香裝於紗布袋內紮口，入鍋加水先煮半小時後棄藥包，再加入洗淨的粳米及適量水同煮至熟，酌加鹽調味即可。早晚服用。健脾開胃、行氣止痛，適用於脘腹冷痛、慢性胃炎、納差等患者。

- 山藥羊乳羹：山藥 50 g，新鮮羊乳 500cc，白砂糖或蜂蜜適量。將山藥在鍋中炒至微黃，軋碎輾為細末；將羊乳燒沸，加入山藥末和白砂糖或蜂蜜攪勻即成。益氣養陰、補腎健脾，適用於慢性胃炎、呃逆反胃等患者。

- 核桃薑湯：乾薑、核桃仁各適量。乾薑洗淨切片，加水煎湯。核桃仁嚼細後用薑湯送服。適用於燒心、胃食道逆流患者。

飲食不宜

① **辛辣、刺激性食物**
因其對胃黏膜有刺激作用，既可成為本病病因，又可成為加重本病的重要因素，故應忌食。

② **酒、茶**
酒、茶對胃黏膜都有刺激性，故應忌用。

③ **過燙、過冷食物**

過燙的食物會刺激或燙傷胃黏膜，過冷的食物會導致胃黏膜血管收縮而缺血，不利於炎症的消退，故應忌食。

④ **堅硬、粗糙食物**

堅硬、粗糙食物會使胃黏膜受到摩擦而造成損傷，同時會加重消化不良，故應忌食。

⑤ **變質、不潔食物**

被污染、變質的食物含有大量的細菌及毒素，對胃黏膜有破壞作用，應絕對禁食。

⑥ **油膩、韌性食物**

油膩、韌性食物都不易消化，食用後會加重胃的負擔和胃黏膜損傷，故應忌食。

⑦ **寒涼食物**

寒涼食物易傷陽伐胃，胃炎患者不宜食用。如綠豆寒、涼，傷陽伐胃，多食容易加重病情；水芹寒、涼，伐脾敗胃，容易影響脾胃的消化、吸收功能。

⑧ **辛、溫、熱食物**

性溫熱味辛的食物易使胃熱加重，胃炎屬胃熱者不宜食用，如韭菜、刀豆、大蔥等。

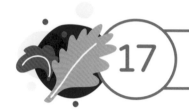

17 消化性潰瘍

消化性潰瘍主要指發生在胃和十二指腸的慢性潰瘍，即胃潰瘍和十二指腸潰瘍。引起本病的原因可能與幽門螺桿菌感染、長期精神緊張、飲食不規律、進食刺激性食物等造成胃液分泌紊亂和胃黏膜損傷有關。消化性潰瘍的發生是由於對胃、十二指腸黏膜有損害作用的侵襲因素與黏膜自身防禦——修復因素之間失去平衡的結果。本病臨床表現不一，多數具有慢性過程並反覆發作、發作呈週期性、發作時上腹痛呈節律性等特點。本病應配合飲食，採取抗潰瘍藥物治療。

 飲食建議

① 潰瘍病患者的飲食，可分為潰瘍全流質飲食、潰瘍半流質飲食和潰瘍軟食三種，應根據病情選用。

② 腹痛明顯、食慾減退、潰瘍伴有少量出血，為潰瘍活動期，在這段時期內，宜吃全流質飲食，如牛奶、羊奶、豆漿、藕粉、蛋花湯等。

③ 症狀減輕，出血已停止，精神好轉，宜吃半流質飲食，如粳米稀飯、蒸蛋、細麵條、餛飩，以及麵包、餅乾、豆腐、肉末、青菜末、菜泥等，每日 4～5 餐。

④ 病情恢復期，食慾增加，消化良好，宜吃軟食，如饅頭、燒餅、米飯、麵條等，肉類也可以吃。

⑤ 烹調應採用蒸、煮、燴、燉等方法，這樣烹製的食物最容易消化。潰瘍病患者每次的進食量應適當控制，以避免胃壁過度擴張而出血。一定要養成定時、定量的飲食習慣，這樣可使胃腸消化、吸收能力增強。

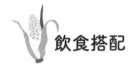 ## 飲食搭配

① **圓白菜與黑木耳**

圓白菜中含有多種微量元素和維生素，有助於增強機體免疫力。黑木耳有補腎壯骨、填精健腦、通絡的作用。兩者搭配，對消化性潰瘍患者有益。

② **黑木耳與大棗**

黑木耳與大棗加適量水煎湯服食，適用於消化性潰瘍證屬瘀血阻絡者。

③ **胡椒與豬肚**

豬肚與胡椒一起小火慢煮，待豬肚爛後調味即可。具有醒脾開胃之功效，適用於消化性潰瘍之脾胃虛寒者。

④ **佛手與核桃仁**

鮮佛手、核桃仁用開水沖泡，代茶飲。有舒肝健脾、理氣止痛之功效，適用於消化性潰瘍之肝氣鬱結者。

食療方

- **橘皮粥**：橘皮適量切碎，加粳米 50 g，兩者同煮粥，熟後食用。
- **良薑粥**：高良薑末 15 g，粳米 150 g。先用水 2000cc 煎高良薑，取汁 1500cc，去渣後再下粳米煮粥食用。
- **小白菜汁**：小白菜 250 g，洗淨後剁碎，以少許鹽醃拌 10 分鐘，用潔淨紗布絞取汁液，加白糖適量，每日分 3 次，空腹飲用。
- **糯米大棗粥**：糯米和大棗各適量，同煮成粥，可經常食用。
- **糖蜜紅茶飲**：紅茶 5 g，置保溫杯中，以沸水沖泡，加蓋溫浸 10 分鐘，再調入適量蜂蜜和紅糖即可。
- **羊乳飲**：羊乳 250 g，竹瀝水 15 g，蜂蜜 20 g。將羊乳放入奶鍋內，燒沸後，加竹瀝水、蜂蜜，再繼續用火燒沸即成。代茶飲。
- **萊菔子粥**：萊菔子炒後研末，每次取 10 ～ 15 g，加粳米 50 g，同煮粥後食用。
- **西瓜水**：取出西瓜瓤，擠汁後飲用。
- **蜂蜜水**：取蜂蜜 10cc，加溫開水 250cc，空腹時飲用。
- **牛奶蜂蜜**：取牛奶 250cc，煮沸後調入蜂蜜 10cc，調勻後飲用。
- **枇杷飲**：枇杷葉 10 g，鮮蘆根 10 g。將枇杷葉用刷子去毛，洗淨，烘乾。鮮蘆根切成片。將枇杷葉、鮮蘆根放入鍋內，加清水適量，用大火燒沸後，轉用小火煮 20 ～ 30 分鐘即成。代茶飲，溫服。
- **橘根豬肚**：金橘根 30 g，豬肚 1 個，鹽少量。將金橘根和豬肚洗淨切碎，加水 4 碗，煲成 1 碗半，加少量鹽調味。2 天吃 1 次。補胃和胃、健脾止痛。
- **佛手茶**：鮮佛手 15 g（乾品 6 g），核桃仁 20 g。用水沖泡代茶飲，或用佛手、核桃仁各 20 g，煎水代茶飲。舒肝止痛、健脾。

- 🌿 **柚皮粥：** 鮮柚皮 1 個，粳米 60 g，鹽、香油各適量。柚皮刮淨後放清水中沖泡 1 天，切塊加水煮開後放入粳米煮粥，加鹽、香油調味後食用。每 2 天吃柚皮 1 個，連食 4 ～ 5 個。舒肝健胃、止痛。

- 🌿 **黑棗玫瑰湯：** 黑棗、玫瑰各適量。黑棗去核，加入玫瑰花，放碗中蓋好，隔水蒸爛即成。每日 3 次，每次吃棗 5 個，經常食用。健脾和胃、補血活血。

- 🌿 **雞蛋蓮藕汁：** 雞蛋 1 個，蓮藕 250 g，冰糖適量。雞蛋液攪勻，加蓮藕榨成的藕汁 30cc，酌情加冰糖調味拌勻，隔水蒸熟即成。每日 1 劑，連服 8 ～ 10 天。健脾和胃、活血化瘀。

- 🌿 **牛肉仙人掌：** 鮮仙人掌 30 ～ 60 g，牛肉 60 g，調料適量。將仙人掌洗淨切碎，牛肉切片，共同炒熟，加適量調味品後食用。每天 1 次，連食 5 ～ 10 天。健脾和胃、活血止血。

- 🌿 **檳榔飲：** 檳榔 10 g，炒萊菔子 10 g，橘皮 1 塊，冰糖少許。將檳榔搗碎，橘皮洗淨。檳榔、橘皮、炒萊菔子放入鍋內，加清水適量，用大火燒沸後，轉用小火煮 30 分鐘，去渣留汁，加冰糖攪勻即成。代茶飲。

- 🌿 **茉莉花粥：** 茉莉花（乾品）3 g，粳米 60 g。將茉莉花用水煮開後撈出，放入洗淨的粳米，煮粥，每天酌情食用。茉莉花味辛甘、性溫，有理氣開鬱、和中的作用，配合理肝氣，配合和胃的粳米，對於胃炎、上腹脹痛、失眠多夢者效果更佳。

🔪 飲食不宜

① **辛辣、刺激性食物**

如辣椒、胡椒、醋、酸菜、咖啡、濃茶、煙、酒、糖果、過鹹的食物、

香精等，會直接刺激潰瘍面，誘發疼痛；同時會刺激胃黏膜，增加胃液酸度，加重潰瘍病情，故應禁食。

② **堅硬、粗糙食物**

如花生、瓜子、油煎餅、炸豬排、炸鵪鶉、烤羊肉等，不僅會因其堅硬的外形摩擦潰瘍面加重疼痛，而且為了消化這些不易消化的食物，胃黏膜勢必會增加胃酸的分泌，這樣又可加重潰瘍病病情，故應禁食。

③ **過冷、過熱食物**

過熱的食物進入胃中，會使血管擴張，容易誘發潰瘍出血；過冷食物則會造成胃肌痙攣，血管收縮，加重疼痛和消化不良，故應忌食。

④ **脹氣食物**

豆類、紅薯、芋頭等食後會造成胃腸擴張而加重疼痛，故應忌食。

⑤ **鮮湯**

如肉湯、雞湯、蝦湯等食用後會刺激胃酸分泌，加重胃黏膜損傷，故應忌食。

⑥ **酸味過重食物**

酸味過重食物會使消化道酸度增加，加重對消化道黏膜的腐蝕，故應忌食，如橘子、檸檬、青果等。

⑦ **咖啡**

咖啡所含的咖啡因為中樞興奮劑，對交感神經和副交感神經均有興奮作用，飲用咖啡可導致胃酸等消化液增加，故忌飲用。

⑧ **汽水**

汽水進入胃中，可降低胃功能，導致病變胃黏膜失去保護作用，不利於潰瘍面的癒合；汽水所含的二氧化碳氣體使胃內壓力增高，容易導致潰瘍穿孔，故應忌飲汽水。

⑨ 白糖

消化道潰瘍患者食用白糖，會使胃酸增多，疼痛加重，甚至引起穿孔，故應忌食。

18 胃癌

胃癌是我國最常見的惡性腫瘤之一，係源於上皮的惡性腫瘤，即胃腺癌。本病任何年齡均可發生，然而大多發生於中年後，以 40～60 歲最多，30 歲以前較少見。鹽可能是胃癌誘發因素之一，調查發現居民攝入鹽多的國家胃癌發病率也高。亞硝胺類化合物可誘發胃癌，飲水中亞硝酸鹽含量高的地區胃癌發病率也高。油煎食物、薰制的魚肉所含的多環碳氫化合物及 3,4- 苯並芘，發黴食物中的真菌毒素以及滑石粉都有致癌作用。吸煙亦是危險因素。此外，慢性萎縮性胃炎、惡性貧血、胃潰瘍、胃息肉等被認為是胃癌前狀態。胃癌早期 70% 以上無症狀，有些患者出現非特異性消化不良症狀，但很難歸咎於是胃癌引起的。晚期症狀表現為上腹痛，伴有能量消耗和代謝障礙，並可見機體抵抗力下降、營養不良、乏力、食慾減退、噁心、消瘦、貧血、水腫、發熱、便秘等。胃癌潰爛可引起上腹部疼痛、消化道出血以及胃脹、噁心、嘔吐等。根治性切除手術是治療胃癌最有效的方法，術後化療可延長生存期，並對預防轉移有明顯的作用。

飲食建議

❶ 開胃降逆的清淡食物

胃癌患者常見噁心、嘔吐、食慾減退等，可根據患者的口味，交替服用以下開胃降逆的清淡食物，如大棗湯、蓮子糊、甘蔗汁、山楂糕、玉米羹、小米粥、杏仁露等。

❷ 含微量元素硒多的食物

微量元素硒具有調整細胞分裂、分化及癌基因表達，使癌行為向正常轉化的作用，因此胃癌患者宜多食含微量元素硒多的食物，如海產品、肉、穀物、蘆筍、蘑菇、芝麻等。

❸ 具有抗癌作用的食物

胃癌術後放療、化療期間，宜多選用具有助升白血球、提高機體免疫力功能的食物。常用的具有抗癌作用的食物有牛奶、蛋羹、雞湯、魚湯麵、番茄、無花果、橘子、甘蔗汁、生薑、話梅、人參、大棗、獼猴桃、沙丁魚、猴頭菇、牡蠣、海參、鵪鶉、豬肝、鮑魚、海馬、甲魚、鯊魚、烏賊、山藥、金針花、淡菜、藕、圓白菜、薺菜、扁豆、薏仁、香菇、蘑菇、銀耳、葵花籽等。

❹ 具有軟堅、化痰、散結作用的食品

中國傳統醫學認為，癌症堅硬如石，與痰凝氣滯有關，故宜食用具有軟堅、化痰、散結作用的食品。

❺ 具有活血化瘀消積作用的食品

癌症的病機多與氣滯血瘀有關，故宜食用具有活血化瘀消積作用的食品。

❻ 具有清熱解毒作用的食品

癌症的發病，也與熱毒有關，故宜食用具有清熱解毒作用的食品。

❼ 具有養陰補氣、滋補強身的食品

中醫認為：「邪之所湊，其氣必虛。」對癌症患者，宜扶正祛邪，故宜食用具有養陰補氣、滋補強身作用的食品。

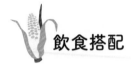

飲食搭配

❶ 阿膠與花生米

將花生米與大棗、龍眼肉煮粥，加入烊化的阿膠，具有養陰益胃、健脾補血之功效。適於胃癌證屬胃陰不足者食用。

❷ 當歸與牛筋

牛筋與當歸加適量清水同燉至牛筋爛熟，具有益氣養血、消瘀通絡之功效。適於胃癌證屬胃陰不足、氣血兩虛者食用。

❸ 三七、香菇與雞

三七、香菇加入宰後洗淨的童子母雞腹中，隔水蒸熟食用，具有補氣養血、活血化瘀之功效。適於胃癌證屬氣血兩虛兼有血瘀者食用。

❹ 菱角與砂仁

菱角熟吃能益氣健脾，將菱角與溫補脾胃的砂仁同煮粥，具有溫中健脾、降氣和胃之功效。適於胃癌證屬脾胃虛寒者食用。

食療方

🌱 **紅糖煲豆腐**：豆腐 100 g，紅糖 60 g，清水 1 碗。紅糖用清水沖開，加豆腐煮 10 分鐘後即成。經常服食。和胃止血，吐血明顯者可選用此食療方。

- **陳皮大棗飲**：陳皮1塊，大棗3枚。大棗去核與陳皮共煎水即成。每日1次。行氣健脾、降逆止嘔，適用於虛寒嘔吐。

- **萊菔粥**：萊菔子30g，粳米適量。先將萊菔子炒熟後，與粳米共煮成粥。每日1次，早餐服食。消積除脹，腹脹明顯者可選用。

- **陳皮瘦肉粥**：陳皮9g，海螵蛸12g，豬瘦肉50g，粳米適量，鹽少許。用陳皮、海螵蛸與粳米煮粥，煮熟後去陳皮和海螵蛸，加入豬瘦肉片再煮，加鹽少許調味食用。每日2次，早、晚餐服用。降逆止嘔、健脾順氣，腹脹者可選此膳。

- **萵苣大棗餅**：萵苣250g，大棗250g，麵粉500g。將萵苣切碎，大棗煮熟去核，與麵粉混合後做餅即成。當點心服用。健脾益胃、燥濕利水，大便稀薄或腹瀉者可食用。

- **龍眼花生湯**：花生米（連紅衣）250g，大棗5枚，龍眼肉12g。大棗去核，與花生米、龍眼一起加水煮熟即可。每日1次。養血補脾，貧血明顯者可飲用。

- **烏梅粥**：烏梅20g，粳米100g，冰糖適量。先將烏梅煎取濃汁去渣，入粳米煮成粥，粥熟後加少許冰糖，再稍煮即可。每日1次。收澀止血。

- **麻仁粥**：芝麻、桃仁各20g，粳米80g。用芝麻、桃仁和糯米共同煮粥即成。隔日1次。潤腸通便，大便乾燥秘結者可食用。

- **芝麻粥**：芝麻6g，粳米30g，蜂蜜適量。將芝麻炒香，待粳米煮粥將熟時放入，再加蜂蜜調勻即成。每日1次。補血潤腸。

- **健胃防癌茶**：向日葵杆蕊或向日葵盤30g。用上述原料煎湯即成，代茶長期飲用。防癌、抗癌消炎，胃癌術後吻合口有炎症者可飲用。

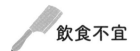 飲食不宜

❶ 辛辣、煙燻、黴變食品

辛辣食物進入胃後,對胃黏膜有一定刺激作用,久之可使胃黏膜損傷。食物在貯存、薰制過程中發生變質可產生致癌物質,過食可誘發或加重本病。發黴的食物,如花生、玉米等含有黃麴黴毒素,具有致癌作用。

❷ 過鹹及油炸食物

食鹽過多與胃癌發生有一定關係。油炸食物可產生可致癌的多環磷氫化合物。

❸ 飲食不當

胃癌患者易合併出血,故飲食宜營養高且質地鬆軟,易於消化,不宜過燙,以免引起出血。應經常注意大便顏色,必要時做大便潛血試驗。

❹ 高甜度食物

胃腸道腫瘤患者應要少吃巧克力、麥乳精、煉乳等高甜度食物,因為這些食物在體內發酵產酸,會引起不適。還應少喝或不喝刺激性強的甜飲料等。

❺ 大量吃糖

因癌症患者的血液中含有相當多的乳酸,乳酸是糖酵解作用的產物,癌細胞的生存是靠糖酵解作用維持的,因此胃癌患者應少吃糖,以免造成適宜癌細胞生存的條件。

❻ 飲酒及咖啡

酒中含有酒精,酒精可以刺激腦下垂體激素的分泌,從而影響惡性腫瘤的易感性。咖啡因會消耗體內 B 群維生素,而缺乏 B 群維生素與癌的發生有密切的關係。

⑦ 腐爛的食物

幾乎所有的物質當其腐爛時，都會產生一種惡臭物質—乙醛，這種物質的致癌率相當高，故應禁食腐爛食物。

⑧ 腥膻發物

癌症患者應忌腥膻之品，如花鯽魚、黃魚、蟹、公雞、老鵝、香椿頭、茄子、蕎麥、香菜、雪裡蕻等，這類發物可助時邪疫氣，釀痰生濕，瘀阻心絡，從而加重臨床症狀，不利於疾病的及時治療。

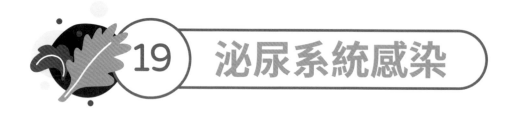

19 泌尿系統感染

　　泌尿系統感染是指病原體在尿中生長繁殖，並侵犯泌尿道黏膜或組織而引起的炎症。按感染部位可分為上尿道感染（腎盂腎炎、輸尿管炎）及下尿道感染（膀胱炎、尿道炎）。大腸桿菌為最常見的致病菌，其次為變形桿菌、克雷伯桿菌、產氣桿菌、沙雷桿菌、產鹼桿菌、糞鏈球菌，少數為綠膿桿菌、葡萄球菌等。病原體一般經上行感染侵入人體，少數為血行感染。尿道梗阻、泌尿系統畸形和結構異常、尿道器械的應用、抵抗力低下、女性尿道構造特點為易感因素。較典型的臨床症狀有排尿異常（尿頻、尿急、尿痛等）、尿液異常（細菌尿、膿尿、血尿、氣尿等）、腰痛等。本病通常採取抗感染治療。

飲食建議

❶ **優質蛋白飲食**

在限量的範圍內多選用含優質蛋白質的食物，如雞蛋、牛奶、瘦肉等。

❷ **具有清熱、瀉火、解毒、通淋作用的食品**

如芹菜、莧菜、白茅根、馬齒莧、金針花、綠豆、玉米鬚、冬瓜、西瓜、獼猴桃、草莓、楊桃、菜瓜、田螺、綠豆芽、蛤蜊、菊花腦、髮菜、馬蘭頭、茼蒿、荸薺、茭白、紅小豆、枸杞頭、生薏仁、香蕉、金銀花、白菊花、黑木耳菜、絲瓜等。多食還可補充足量的維生素及無機鹽。

❸ **多飲水、勤排尿**

泌尿系統感染患者要多飲水，勤排尿，以降低髓質滲透壓，提高機體吞噬細胞功能，沖洗掉膀胱內的細菌及炎症滲出物。

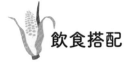 **飲食搭配**

❶ **海帶與綠豆**

海帶浸透切絲，綠豆浸透洗淨，加適量清水，大火煮沸後用小火煮至綠豆爛，加適量白糖後食用。具有清熱利濕之功效，適用於尿道感染。

❷ **玉米與蚌肉**

新鮮玉米去衣留鬚、洗淨切段，蚌肉洗淨，加適量清水，煮爛後調味，飲湯食玉米粒。具有健脾補虛、清熱利尿之功效，適於尿路感染患者食用。

食療方

- **油炸香椿葉**：鮮香椿葉 250 g，素油 500 g，麵粉、鹽各適量。將鮮香椿葉洗淨切碎，用適量麵粉和水調成糊狀，加入切碎的香椿葉和鹽。然後起油鍋，用勺將麵糊下入油鍋，炸黃後撈出即可。佐餐食用。清熱利濕，解毒利尿。

- **白茅根煲黃鱔**：白茅根 30 g，黃鱔 1 條（約 250 g）。黃鱔去雜洗淨切段，與白茅根共煲湯。佐餐食用。涼血清熱，利尿。

- **豆芽飲**：綠豆芽 500 g。絞取汁服用。每日 2 ～ 3 次，每次 100 ～ 150cc。清熱涼血，利尿。

- **小薊燉肉**：小薊 100 g，豬瘦肉 250 g，鹽、酒各適量。豬肉切塊，與小薊共放鍋內，加水及鹽、酒各適量，一起燉煮至肉熟爛即成。佐餐食用。

- **藕節冬瓜湯**：藕節 100 g，帶皮冬瓜 200 g。冬瓜切塊，與藕節共放鍋內，加水適量，煎煮 20 分鐘，取汁即可。每日 1 劑，分 3 次服完。清熱通淋，利濕止血。

- **茅根紅豆粥**：鮮茅根 200 g，紅小豆 200 g，粳米 200 g。鮮茅根加水煎，去渣取汁，如入紅小豆、粳米一同煮粥食用。每日 1 劑，分 3 ～ 4 次服用。清熱涼血，利尿通淋。

- **芹菜煲淡菜**：淡菜 15 g，鮮芹菜 60 g，調料適量。淡菜加少量水先煮熟，然後加入芹菜共煲，食用時調味即可。佐餐食用。養陰平肝，清熱利水。

- **海參肉片湯**：海參 100 g，豬肉 100 g，鹽適量。先將海參水發，豬肉切片，共入鍋內加適量鹽，一起煮湯食用。佐餐食用。養陰清熱。

- **冬瓜湯**：將冬瓜煮熟，連湯服食，每日 3 ～ 5 次。清熱利尿，適用於尿路感染、熱淋、血淋患者。

- 🌿 **冬瓜綠豆湯**：新鮮冬瓜 500 g，綠豆 50 g。將冬瓜、綠豆煮湯飲服。清熱利尿、防暑降溫，是防治泌尿系統感染的食療方。

- 🌿 **益腎粥**：豬腎 1 個，冬葵葉 100 g，粳米 50 g。將豬腎洗淨細切，先煎冬葵葉取汁，後入豬腎及粳米，煮粥。每日 1 劑，分 2 次溫熱服食。補益脾腎，利尿通淋。

🔪 飲食不宜

❶ 發物

因發物可使病情加重，加重尿頻、尿急、尿痛症狀，故應忌食，如公雞肉、羊肉、韭菜、南瓜、香菜、鯽魚等。

❷ 脹氣食物

泌尿系統感染常出現小腹脹痛，而腹部脹滿往往又加重該症狀，使排尿更加困難，故脹氣食物，如馬鈴薯、牛奶、黃豆及其製品、紅薯、蠶豆等忌多食。

❸ 飲水不足

飲水少，尿量減少，細菌及炎症滲出物不能及時排出，不利於恢復。

❹ 助長濕熱食物

本病為濕熱太盛之病，凡助長濕熱的食物都能使病情加劇，如酒、糖類和含有大量脂肪的食物，故應忌食。

❺ 辛辣、刺激性食物

如辣椒、辣醬、芥末等應慎食。

⑥ **酸性食物**

尿的酸鹼度對細菌的生長及藥物的抗菌活力都有密切關係。忌食酸性食物的目的，就是要使尿液呈鹼性，以提高使用抗生素時的殺菌能力。

⑦ <u>生薑</u>

生薑素會刺激膀胱等泌尿系統黏膜，生薑的溫熱之性可加重炎症反應，故應忌食。

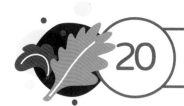

20 腎小球腎炎

腎小球腎炎（簡稱腎炎）是指以急性腎炎症候群為主要臨床表現的一組疾病。其特點為急性起病，患者出現血尿、蛋白尿、水腫、高血壓，常伴有腎功能損害。臨床上分為急性腎小球腎炎、急性腎小球腎炎、慢性腎小球腎炎及隱匿性腎小球腎炎。應採取綜合措施進行治療。

飲食建議

① **飲食清淡**

發病初期飲食宜清淡。

❷ 糖與脂肪

為了保證足夠的熱能供給，巧克力、甜點心、糖類、脂肪類食物可適量食用。

❸ 低鈉食物

多食用含鈉低的食物，如薏仁、粳米、麵粉、西葫蘆、絲瓜、茄子、黃瓜等。

❹ 適量優質蛋白質

對慢性腎炎患者，正確的飲食原則應該是供給適量蛋白質，而不是禁止食用。如化驗發現尿中有少量的蛋白及紅血球，則食物蛋白宜控制在每天 0.8 g/ 公斤體重；如果出現了氮質血症，蛋白質宜控制在每天 0.5 g/ 公斤體重；如果尿中有大量的蛋白，血漿蛋白也會下降，因此，食物蛋白質的攝入量應控制在每天 1.5 ～ 2 g/ 公斤體重。

❺ 富含無機鹽和維生素的食物

富含維生素 A、維生素 B2、維生素 C 及鐵的食物，對維持腎臟健康均有一定作用，宜多食用。此外，長期排出大量蛋白尿可使鈣、磷缺乏，故宜多食含鈣、磷豐富的食物，如綠葉蔬菜、蝦皮等。

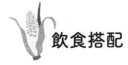 **飲食搭配**

❶ 芥菜與冬筍

冬筍含有豐富的纖維素，有減肥作用。芥菜含鈣、鐵、維生素 C、胡蘿蔔素等，具有清熱解毒、止血降壓作用。芥菜還能興奮神經，促進呼吸，縮短凝血時間。兩者搭配，有助於腎小球腎炎等患者的康復。

② 萵苣與香菇

兩者同食，有利尿通便、降脂降壓功效，對高血壓、高血脂、便秘、慢性腎小球腎炎等有食療作用。

③ 紅小豆與白糖

兩者搭配製成紅小豆湯，可利尿消腫，適於腎小球腎炎患者飲用。

食療方

🌿 **大蒜煨鯉魚**：鯉魚 1 條（重約 400 g），大蒜 10 g，鹽適量。鯉魚去腮和內臟，洗淨。將大蒜和鯉魚一起放入瓦煲內，加適量清水。大火煮沸後，慢火煮 1 小時，加適量鹽調味，喝湯吃魚肉。也可以用鯽魚代替鯉魚。鯉魚性平味甘，能補虛健脾，含豐富的蛋白質和維生素，是營養價值頗高的食品。大蒜煮熟後，性溫味甘，能溫胃健脾、助消化。大蒜煨鯉魚具有補虛健脾、暖胃、助消化的作用，同時可以補充優質蛋白質，促進食慾，適用於慢性腎炎低蛋白血症。但急性腎炎、以血尿為主的隱匿性腎炎、腎功能不全患者以及有外感發熱症狀者不宜食用。

🌿 **山藥粥**：山藥 30 g，白糖、粳米各適量。山藥、粳米加水煮熟成粥，放入白糖適量即可服用。健脾補腎，適用於慢性腎炎水腫不甚而尿蛋白持續不消者。

🌿 **薺菜粥**：新鮮薺菜 250 g（或乾品 90 g），粳米 60 ～ 90 g。將薺菜洗淨切碎，同粳米煮粥服食。適用於慢性腎炎血尿明顯者。

🌿 **冬蟲夏草燉老鴨**：老雄鴨（或水鴨）1 隻（去毛和內臟），冬蟲夏草 20 g，鹽少許。冬蟲夏草放入鴨腹內，加水燉熟，放少許鹽。飲湯食肉。適用於慢性腎炎長期有輕度蛋白尿者。

🌿 **鴨汁粥**：鴨湯 1000cc，粳米 50 g。粳米洗淨；粳米、鴨湯（撇去浮油）放入鍋內，用大火燒沸後，轉用小火煮至熟即成。每日 2 次，早、晚餐服用。益肺腎、消水腫，適用於肺腎虧損、水腫等症。

🌿 **鯉魚冬瓜湯**：鯉魚 1 條，紅小豆 30 g，冬瓜 1500 g，大蔥 5 棵。鯉魚去鱗及內臟並洗淨，加水 5 碗，與紅小豆、冬瓜、大蔥共同煮至 3 碗。每日 1 劑，連服 7 ～ 8 天，吃魚喝湯後蓋被發汗。適用於惡寒發熱、頭暈、咽喉腫痛、小便不利、色黃或赤等，以利水為主。

🌿 **生薑大棗粥**：鮮生薑 12 g，大棗 6 枚，粳米 90 g。生薑洗淨後切碎，與大棗、粳米煮粥。每日 2 次，做早、晚餐服用，可常年服食。適用於輕度水腫、面色萎黃者。

🔪 飲食不宜

❶ 含鈉高的食物
如醬菜、鹹菜、鹹蛋、腐乳等，應忌食，同時要嚴格限制食鹽，每日應在 3 g 以下（或醬油 10cc）。

❷ 含嘌呤高的食物
如菠菜、芹菜、小蘿蔔等，應忌食。

❸ 濃烈調味品
如胡椒、芥末、辣椒等，應忌食。

❹ 高鉀食物
少尿、血鉀增高的腎炎患者，忌食榨菜、蘑菇、紫菜、莧菜、荸薺、香椿、鮮橘汁、香蕉等含鉀高的食物。蔬菜、肉類煮後棄去湯汁可降低鉀含量。濃茶與咖啡也含大量鉀，亦忌飲用。

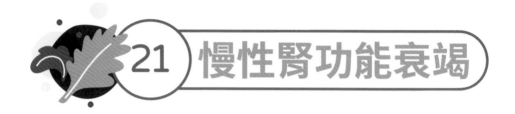

21 慢性腎功能衰竭

　　慢性腎功能衰竭（簡稱慢性腎衰）是一個臨床症候群，是指各種原因造成的慢性進行性腎實質損害，以腎功能減退，代謝產物滯留，水、電解質及酸鹼平衡失調為主要臨床表現。各種原發性或續發性腎疾病都可導致腎功能不全，其中以原發性慢性腎炎最多見，梗阻性腎病次之。在全身疾病中，以糖尿病腎病、狼瘡腎炎、高血壓腎病、多囊腎為常見病因。本病治療方法包括藥物治療、透析療法和腎移植。

 飲食建議

❶ **低蛋白、高熱量飲食**

　　減少飲食中的蛋白質含量能使血中尿素氮濃度下降，使尿毒癥症狀減輕，還有利於降低血磷和減輕酸中毒。攝入足量的碳水化合物和脂肪（用植物油代替），以供給足夠的熱量，這樣就能減少蛋白質為提供熱量而分解，故高熱量飲食可使低蛋白飲食的氮得到充分利用，減少體內蛋白庫的消耗。可多食用植物油和糖，如覺饑餓，可食甜薯、芋頭、馬鈴薯、蘋果、馬蹄粉、淮山藥粉、蓮藕粉等。

❷ **供給優質蛋白質**

慢性腎功能衰竭患者正確的飲食原則應該是供給適量蛋白質，最低需要量為每日 0.5 g/ 公斤體重，其中優質蛋白質占 50% 以上，如奶類、蛋類、魚類及瘦肉類。

❸ **低鹽、低鈉食物**

當有水腫、高血壓和少尿時，要限制鹽及含鈉食品的攝入。多食用含鈉低的食物，如薏仁、粳米、麵粉、西葫蘆、絲瓜、茄子、黃瓜等。

❹ **補充維生素**

食物中應富含 B 群維生素、維生素 C 和葉酸。

❺ **高鈣低磷**

長期排出大量蛋白尿可使鈣、磷缺乏，故宜多食含鈣、磷（每日控制攝入量在 500 毫克以內）豐富的食物，如綠葉蔬菜、蝦皮等。

❻ **保持水平衡**

有少尿、水腫、心力衰竭的患者，應嚴格限制進水量。

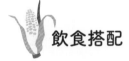 **飲食搭配**

❶ **人參與龍眼肉**

人參與龍眼肉共煮湯內服，有養血安神之功效，適用於慢性腎衰證屬氣血虛弱者。

❷ **茵陳與橘皮**

兩者加水煎煮，去渣取汁，有清利濕熱、理氣健胃之功效，適用於慢性腎衰證屬濕濁化熱上逆者。

③ **扁豆與山藥**

兩者加適量水共煮粥，具有健脾收澀之功效，適用於慢性腎衰證屬脾虛濕盛者。

④ **黑豆與紅花**

兩者加適量水煮至黑豆熟爛，去渣取汁，加適量紅糖內服，有活血通絡之功效，適用於慢性腎衰證屬邪熱入血、血瘀絡阻者。

食療方

🌿 **海鮮豆腐湯**：魚片 50 g，蝦仁 30 g，豆腐 150 g，菜心 50 g、油、鹽、糖各適量。架油鍋將豆腐爆炒後備用。將魚片、蝦仁放於碗中，加油、鹽、糖拌勻。鍋中加適量清水，水滾時下魚片、蝦仁、豆腐，滾幾滾後，下菜心，湯成加鹽調味。此湯富含蛋白質，有補腎益精的功效。適用於慢性腎功能衰竭多尿期。

🌿 **蛋花蝦仁餛飩**：餛飩皮 40 g，豬肉、蝦仁各 40 g，雞蛋 1 個，豆腐 100 g，青菜葉 50 g，胡蘿蔔少許，上湯 500cc，澱粉、豬油、蔥、鹽各適量。將蝦仁和豬肉剁碎，加入半個雞蛋，放入少許蔥、鹽、澱粉後邊拌勻，用餛飩皮包成餛飩。將剩下的半個雞蛋打散放在豆腐中，加鹽、豬油、澱粉拌勻，倒入菜盤中，上面放胡蘿蔔、青菜葉，隔水蒸熟。用鍋煮 1 大碗水，加鹽，水沸後倒入餛飩，煮 10 分鐘，倒入菜盤中即成。此湯有補腎壯陽、補充蛋白質的功效。適用於慢性腎功能衰竭多尿期。

🌿 **補髓湯**：鱉（甲魚）1 隻，豬骨髓 200 g，蔥、薑、調料各適量。揭去甲，去內臟和頭瓜；將豬骨髓洗淨，放入碗內。鱉肉放鋁鍋內，加調料，大

火煮沸，再用小火至鱉肉煮熟，再放豬骨髓，煮熟即可。可佐餐食用。
滋陰補腎、填精補髓。

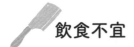 ## 飲食不宜

① 有刺激性、含嘌呤高的食物

為減輕腎臟負擔，應限制刺激腎臟細胞的食物如菠菜、芹菜、蘿蔔、豆
類及其製品、雞、魚、鴨、肝、豬頭肉等，因為這些食物中含嘌呤量高
或含氮量高，在腎功能不全時，其代謝產物不能及時排出，對腎臟不利。

② 高鹽飲食

如有水腫、高血壓和少尿，攝鹽量每日應限制在 2 ～ 3 g，如水腫嚴重，
攝鹽量每日應限制在 2 g 以下或用無鹽飲食。

③ 高蛋白質飲食

若腎小球濾過率減退，則蛋白質攝入量應適當限制，但一般每日不低於
50 g。

④ 高脂肪飲食

腎功能不全患者往往有不同程度的貧血，動物脂肪對貧血是不利因素，
因為脂肪可加重動脈硬化，抑制造血功能，故腎功能不全者應少食用高
脂肪飲食。但尿毒症患者如沒有脂肪攝入，機體會變得更加虛弱，故可
用植物油代替，每日攝入量以 60 ～ 70 g 為宜。

⑤ 高磷飲食

動物實驗發現，如果飼以高磷飲食，可引起動物腎小球纖維化、腎小管
擴張、皮質纖維化，限制攝磷，則上述改變可明顯減輕，提示高磷飲食

對本病的危害性。低磷飲食可減輕蛋白尿，使血膽固醇、三醯甘油濃度下降。因此，腎功能衰竭患者的磷攝入量每日應低於 500 毫克。

⑥ **含鉀多的食物**

因腎衰竭時鉀的排泄少，酸中毒時鉀離子從細胞內移出細胞外，此時血鉀較高，若進食含鉀多的食物如香蕉、西瓜等，會使血鉀升高，易引起高鉀血症，出現肢體濕冷、心率減慢等症，甚至引起心搏驟停而死亡。

⑦ **強烈調味品及味精**

強烈調味品如芥末、胡椒、咖喱、辣椒等對腎臟有刺激作用，應忌食；味精多食後會產生口渴而欲飲水，故在限制飲水時也應少用。

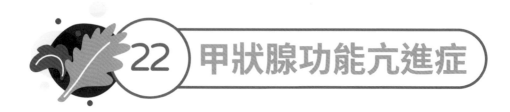

22 甲狀腺功能亢進症

　　甲狀腺功能亢進症（簡稱甲亢）是指甲狀腺功能增高、甲狀腺素分泌過多所致的一種常見內分泌疾病。以葛瑞夫茲病（Graves disease）最為常見，是一種伴甲狀腺素（TH）分泌增多的器官特異性自身免疫病。臨床上以高代謝症候群、神經和心血管等系統興奮性亢進、甲狀腺腫大為特徵，彌漫性患者大多伴不同程度的突眼症以及較少見的脛前黏液性水腫或指端粗厚等。本病常需抗甲狀腺藥物治療。

飲食建議

① **脂肪**

適量增加脂肪的攝入量，以滿足過量的甲狀腺素分泌所引起的代謝率增加。

② **糖類**

供給足夠的糖類，以糾正過度消耗。每日熱量應供給 12552 ～ 14644 千焦（3000 ～ 3500 千卡），比正常人增加 50% ～ 75%。

③ **蛋白質**

每日供給蛋白質 1.5 g/ 公斤體重，但應限制動物性蛋白質的攝入量。

④ **維生素**

因為高代謝消耗熱量而消耗大量的維生素，尤其是 B 群維生素。維生素 D 是保證鈣、磷吸收的主要維生素，應保證供給。同時尚應補充維生素 A 和維生素 C。因此，應供給豐富的多種維生素。

⑤ **適量鈣、磷**

為預防骨質疏鬆、病理性骨折，應適量增加鈣、磷的供給，尤其是病情長期不能控制者和老年患者。

⑥ **增加餐次**

為補充體內消耗，除每日 3 餐的主食外，於兩餐之間宜各增加 1 次配餐。

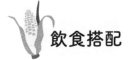

飲食搭配

① **鯽魚與豆腐**

鯽魚甘溫無毒，能補虛羸、益五臟、消水腫、解熱毒。豆腐中含有較

高的鈣、鎂，其性涼味甘，能寬中益氣、生津潤燥、清熱解毒、健脾和胃、消脹滿、下大腸濁氣。兩者同食，適於心腎陰虛型甲狀腺功能亢進症患者。

❷ 冬瓜與薏仁

冬瓜性平、微寒，味甘，有利尿消腫、解暑止渴、清熱化痰之功效。用湯煮冬瓜、薏仁成粥，適用於痰濕凝結見有胸悶、納呆、頸項腫大之甲狀腺功能亢進症患者。

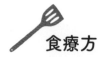

食療方

🌿 **紫菜魚卷**：淨青魚肉 250 g 捶成泥，加紹酒、薑汁各 1 g，蛋清 1 個，鹽 2 g，水澱粉 25 g，攪打成魚蓉。4 個雞蛋打碎，加鹽、水澱粉，用平底鍋攤成 4 張蛋皮。蛋皮鋪於案板上，再鋪上魚蓉，蓋上紫菜 1 張，鋪 1 層魚蓉，向前卷成圓筒形，兩頭粘上水澱粉，照樣做完後，置於蒸籠內，蒸熟即成，佐餐食用。養肝明目，益氣化痰。

🌿 **香油三絲**：水發海帶 100 g，綠豆芽 120 g，香乾皮 100 g，香油 45 g，芝麻醬 30 g，白糖、香油、醬油各適量。將水發海帶洗淨蒸熟，切成細絲；香乾皮切成細絲；綠豆芽洗淨，入沸水中氽至斷生，瀝乾水分，共同盛盤內，加入白糖、芝麻醬、香油、醬油調拌均勻即成。佐餐食用。清熱消痰利水。

🌿 **涼拌白綠三絲**：海帶 200 g，白蘿蔔 200 g，粉絲 100 g，調料適量。海帶、白蘿蔔洗淨切成細絲，用水將海帶絲、粉絲煮熟，與白蘿蔔絲一起加調料拌勻，佐餐食用。理氣化痰散結。

- **百合銀耳羹**：百合100 g（乾品減半），銀耳15 g（乾品，泡發），冰糖適量。百合和銀耳同煮成羹，加適量冰糖，服食。

- **養陰圓蛤湯**：生地黃10 g，麥冬6 g，楓鬥4.5 g，圓蛤250 g。三藥均先煎汁，以藥汁湯燉用清水養淨的圓蛤，熟後調味即可食用。

- **紅花橘皮紫菜湯**：紅花10 g，橘皮50 g，紫菜10 g。三者加水共煮15分鐘，調味佐餐食用。行氣活血，化痰軟堅。

- **郁金丹參海藻糖漿**：郁金90 g，丹參、海藻各150 g，紅糖適量。上述三藥加水1000cc，煎煮濃縮至300cc，加適量紅糖，置涼處。每日2次，每次15cc。活血化瘀，理氣消堅。

- **紫桃蘿蔔湯**：紫菜15 g，核桃仁15 g，白蘿蔔250 g，陳皮30 g，調料適量。紫菜撕碎，蘿蔔切絲；陳皮剪小塊，共入鍋中加水煮半小時，去渣取水煎液300cc，核桃仁打細粉，以水煎液調沖，並加料，即可食用。每日1～2次，可作點心食用。行氣化瘀，軟堅豁痰。

🔪 飲食不宜

❶ 含碘高的食物

甲亢患者不是缺碘所致，應忌多吃海魚、紫菜、海帶等含碘量高的食物。含碘食物雖可使症狀略減輕，但碘是合成甲狀腺素的主要原料，碘對甲狀腺素合成的抑制是暫時性的，如果長期大量攝入，則可誘發甲亢，或使病情遷延難愈，使已腫大的甲狀腺僵硬難消。

❷ 酒

甲亢患者絕大部分心動過速，故忌飲各種酒。

③ 辛辣、刺激性食物

中醫認為，甲亢的病機是陰液不足、陽氣亢盛，治療當以滋陰潛陽為主。
辣椒、大蒜等性味燥熱，易助火傷陰，於病情不利，故應忌服。

④ 肥膩食物

甲亢患者雖食慾亢進，但消化功能差，營養吸收不良，以致消瘦無力，
故應忌食羊肉、母雞及油膩、煎炒、熏烤之品，以免生痰動火，產生痰熱。

⑤ 致甲狀腺腫的食物

大豆、豌豆、蘆筍、捲心菜、菠菜等綠色蔬菜中含有致甲狀腺腫的物質，
過量食用可使病情加重。

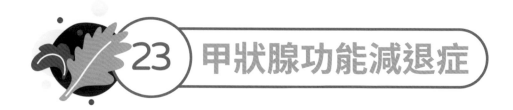

23 甲狀腺功能減退症

　　甲狀腺功能減退症（簡稱甲減）是指由多種原因引起的甲狀腺素合成、
分泌或生物效應不足所致的一種內分泌疾病。甲減可由甲狀腺本身病變引起，
也可繼發於腦下垂體或下視丘病變。本病可選用甲狀腺素等藥物治療。

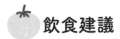 **飲食建議**

① **孕婦應食含足量碘化物的食物**

孕婦應食含足量碘化物的食物,以防止嬰幼兒出現甲狀腺功能減退的呆小病。

② **發育前兒童期智力較低或侏儒者及見有先天不足者當補足量碘化物**

發育前兒童期智力較低或侏儒者及見有先天不足者當補足量碘化物,應多食含碘豐富的食物,如海帶、紫菜、海參、蛤、海蜇等。

③ **營養豐富易消化吸收的食物**

患者宜進食易消化、富有營養的流質或半流質飲食,如牛奶、米湯、藕粉、雞蛋湯、菜汁、水果汁、麵條、餛飩、蒸蛋等。尤其注意高蛋白質、豐富維生素和無機鹽的攝入。

④ **含鐵質豐富的食物**

有貧血症狀者,宜多吃含鐵質豐富的食品,如芝麻、黑木耳、豬肝、芹菜等。

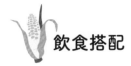 **飲食搭配**

① **赤小豆與大棗**

赤小豆與大棗煎湯,適於黏液性水腫毛髮稀疏、少氣無力、智力低下之甲狀腺功能減退症者。

② **海帶與紅糖**

海帶以紅糖醃拌,常食,適於地方性或單純性甲狀腺腫並甲狀腺功能減退症者。

食療方

- **牡蠣海帶湯**：蠔豉（牡蠣肉）100 g，海帶 50 g。兩者加水和調料共煮。每天分 2 次服食。蠔豉補虛壯陽，海帶補碘。

- **涼拌海蜇頭**：海蜇頭 250 g，醬油、香油、醋、薑末、蔥花各適量。將海蜇頭粗洗 1 遍，冷水浸泡 4 ～ 6 小時，撈出，洗淨，濾乾，切小塊，盛碗，加醬油、香油、醋、薑末、蔥花拌勻。佐餐食。化痰利水，軟堅散結，降壓，適用於缺碘性甲狀腺腫大及慢性淋巴結炎等症，亦是高血壓患者較好的療養食品。

- **山楂雞湯**：紅花錦雞、山楂各適量煎湯服。平補陰陽，適用於陰陽兩虛型甲狀腺功能降低之頭暈目花，皮膚粗糙，乾燥少汗，動作遲緩，神情呆板，面白無華，頭髮乾枯、稀疏、色黃，聲音低啞，大便秘結者。

- **大棗粥**：大棗 15 顆，龍眼肉 30 g，粳米 60 g。三者共煮粥。早、晚餐服食。適用於甲狀腺功能降低伴貧血者。

- **紫菜蘿蔔湯**：紫菜 50 g，陳皮 10 g，蘿蔔 250 g（切碎）。三者煮湯服用。有化痰、軟堅、消癭、散結之功。

- **海藻茶**：海帶、海藻、紫菜、龍鬚菜各 30 g。上述原料煎湯代茶飲用。可補碘。

- **醋泡海帶**：海帶 120 g，醋 1000cc，香櫞皮 9 g。將海帶、香櫞皮浸泡於醋中，7 日後即可。吃海帶，每日 6 ～ 9 g，連服 10 ～ 15 日。理氣解鬱、消癭，適用於單純性甲狀腺腫所致的肝鬱氣滯、心情不暢、脅痛腹脹，或月經前乳房、小腹脹痛等症。

- **羊骨粥**：羊骨 1 副，陳皮、高良薑各 6 g，草果 2 個，生薑 30 g，鹽少許，加水 3 升，慢火熬成汁，濾出澄清，如常法加粳米做粥。早、晚餐飲服，

1 個月為一個療程。脾腎雙補，適用於腎陽虛衰型甲狀腺功能減退症，症見畏寒怯冷，精神委靡，頭昏嗜睡，動作緩慢，表情淡漠，神情呆板，思維遲鈍，面色蒼白，毛髮稀疏，性欲減退，經事不調，體溫偏低。

🌿 **當歸羊肉湯：** 精羊肉 90 ～ 120 g，當歸 10 ～ 15 g，生薑 3 片。三者同煮。食肉喝湯，每日 1 次。適用於甲狀腺功能減退症，伴腰膝酸軟、畏寒肢冷等。

🔪 飲食不宜

❶ 攝碘過少或過多

碘是合成甲狀腺素的原料，海帶、紫菜等食物中含碘較高。當膳食中長期缺碘時，就會引起甲狀腺素合成不足，在單純性地方性甲狀腺腫的基礎上發生甲減。相反，如果長期攝入碘化物（有機碘或無機碘）過多，亦可導致甲減，尤其是原有甲狀腺炎的患者，尤易患病。

❷ 含硫氰類化合物的食物

此類食物主要有黃豆、捲心菜、蘿蔔等。這些食物中所含的硫氰化合物可抑制甲狀腺細胞內的過氧化物酶，使進入甲狀腺內的碘離子不能氧化成活性碘，從而阻斷甲狀腺素的合成。如果過食這些食物，就會引起甲狀腺腫和甲狀腺功能減退症。

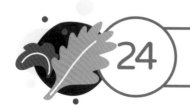

24 糖尿病

糖尿病是由多種病因引起的以慢性高血糖為特徵的代謝紊亂。高血糖是因胰島素分泌絕對或相對不足及靶組織細胞對胰島素敏感性降低，引起碳水化合物、蛋白質、脂肪、水和電解質等一系列代謝紊亂。臨床以高血糖為標誌，久病可引起心、腎、腦、視網膜、周圍神經等的損害。病情嚴重或應激時可能發生急性代謝紊亂如酮酸中毒等。典型表現為多飲、多食、多尿及乏力、消瘦。本病需嚴格控制血糖，採取藥物、飲食、運動等綜合治療。

飲食建議

❶ **比例適宜的糖類**

對糖尿病患者來說，不是主食越少越好。近年來研究資料表明，在合理控制總熱量的基礎上，給予糖尿病患者比例適宜的糖類，使其占總熱量的 50% ～ 60% 比較適宜。

❷ **適量的脂肪及蛋白質**

糖尿病患者飲食中脂肪提供的熱量不宜超過總熱量的 30% 或 1 g/ 公斤體重，而且應以富含不飽和脂肪酸的植物油為主，對富含飽和脂肪酸的動物油應加以限制。動物蛋白質多為優質蛋白質，應使其在飲食中保持一定的比例。

③ **高纖維飲食**

膳食纖維有降低血糖、促進胃腸道蠕動、防止便秘等作用，有利於糖尿病的控制，所以，患者在日常飲食中宜多選用粗糧、豆類及其製品和蔬菜，如蕎麥、燕麥、菠菜、芹菜、豆芽菜等。

④ **少量多餐**

糖尿病患者應採取少量多餐的飲食習慣，以避免餐後血糖過高而增加胰島負擔。一般每日至少要保持 3 餐，可按早餐 1/5、午餐及晚餐各 2/5 份額的方法進食。對於病情尚不穩定的患者，每日 5 ～ 6 餐有利於糖尿病的控制。

⑤ **富含硒的食物**

日本學者在動物實驗中首次發現，微量元素硒等能明顯促進細胞攝取糖的能力，具有與胰島素相同的調節糖代謝的生理活性，所以，糖尿病患者宜常食富含硒的食物，如魚、香菇、芝麻、大蒜、芥菜等，這些食物對降低血糖及改善糖尿病症狀很有裨益。

⑥ **富含鈣的食物**

胰島 B 細胞在鈣的作用下分泌胰島素，嚴重缺鈣及維生素 D 不足，可使糖尿病患者病情加重，況且糖尿病患者一般鈣的排出量增多，缺鈣現象更趨嚴重。因此，糖尿病患者宜多食富含鈣的食物，如蝦皮、髮菜、海帶、乳類、豆類及其製品、骨頭湯、黑木耳、瓜子、芝麻醬、核桃仁、山楂、大棗、柑、橘及新鮮蔬菜等。

⑦ **富含維生素 B6 和維生素 C 的食物**

大部分糖尿病患者體內維生素 B6 濃度較低。美國學者給糖尿病患者在 6 周內連續補充一定劑量的維生素 B6，可使神經系統併發症之疼痛減輕及麻木感減輕。而補充足量的維生素 C 可抑制蛋白質糖化，對糖尿病患者尤應注意補充足量的維生素 C，有助於減緩糖尿病併發症的進程，對減

輕糖尿病視網膜病變、腎病等有利。富含維生素 B6 的食物有魚、白菜、豆類、酵母、米糠等；富含維生素 C 的食物有大白菜、芹菜、薺菜、甘藍、青椒、鮮棗、刺梨、獼猴桃等。

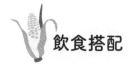

飲食搭配

❶ 黃瓜與蓮子

黃瓜性涼味甘，根、莖、葉、霜均可入藥，有清熱解毒、利尿消腫之功效。黃瓜與蓮子一同搭配，適於糖尿病、冠心病、高血壓、肥胖症等患者食用。

❷ 苦瓜與粟米

苦瓜能解暑止渴，與粟米同食，可清熱解暑，適於糖尿病、痱子、癤癰等患者食用。

❸ 南瓜與大棗

南瓜幾乎不含脂肪，但其他營養成分豐富，與大棗搭配，可補中益氣、收斂肺氣，適於糖尿病、動脈硬化、肥胖症、胃及十二指腸潰瘍患者食用。

❹ 山藥與扁豆

山藥中含有多種活性成分，可增強白血球的吞噬功能，還含有消化酶，能促進蛋白質和澱粉的分解，適於身體虛弱、食慾減輕、消化不良、糖尿病等患者食用。扁豆含有植物血凝素，能提高白血球和巨噬細胞的吞噬功能，兩者搭配，可增強機體免疫功能，能補益脾胃，適於糖尿病、脾胃陰氣不足、乏力倦怠、食慾不振等患者食用。

食療方

- **清蒸茶鯽魚**：鯽魚 500 g，綠茶適量。將鯽魚去鰓，洗淨內臟，在魚腹內裝滿綠茶，放盤中，上蒸鍋清蒸，熟透即可。每日吃 1 次，淡食魚肉。補虛、止煩消渴，適用於糖尿病口渴、多飲不止以及熱病傷陰者。

- **山藥燉豬肚**：豬肚、山藥各適量，鹽少許。先將豬肚煮熟，再入山藥同燉至爛，稍加鹽調味。空腹食用，每日服 1 次。滋養肺腎，適用於糖尿病多尿者。

- **筍米粥**：鮮竹筍 1 個，粳米 50 g。將鮮竹筍脫皮切片，與粳米同煮成粥。每日服 2 次。清熱、宣肺、利濕，適用於糖尿病患者，也適用於久瀉、久痢、脫肛等患者。

- **韭菜煮蛤蜊肉**：韭菜 250 g，蛤蜊肉 250 g，料酒、薑、鹽各少許。煮熟飲湯食肉。適用於糖尿病腎陰不足者。

- **土茯苓豬骨湯**：豬脊骨 500 g，土茯苓 50 ～ 100 g。將豬脊骨加適量水熬成 3 碗，去骨及浮油，入土茯苓，再煎至 2 碗即成，分 2 次服完，每日服 1 次。健脾氣，利水濕，補陰益髓。

- **葛根粉粥**：葛根粉 30 g，粳米 50 g。兩者共煮粥服用。適用於老年糖尿病患者，或伴有高血壓、冠心病者。

- **生地黃粥**：鮮生地黃 150 g，粳米 50 g。鮮生地黃洗淨搗爛取汁。先煮粳米 50 g 為粥，再加入生地黃汁，稍煮服用。適用於氣陰兩虛型糖尿病患者。

- **沙參玉竹煲老鴨**：沙參 30 ～ 50 g，玉竹 30 g，淨老雄鴨 1 隻，蔥、薑、鹽少許。上述原料燜煮，熟後食肉飲湯。適用於中老年糖尿病患者。

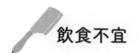 **飲食不宜**

❶ 飲食過量

糖在人體內氧化分解、合成糖原或轉化為脂肪貯存均需胰島素參與，進食過量，體內血糖濃度升高，葡萄糖進入細胞內轉化能量所需胰島素量也要相應增加，血糖對胰島 B 細胞的不斷刺激，使得胰島負擔日益加重，漸至衰竭，可誘發或加重糖尿病。因此，糖尿病患者應節制飲食。

❷ 直接對血糖有影響的食物

單糖如蔗糖、蜜糖、糖果、甜糕點、甜餅乾、含糖飲料等容易為人體吸收，迅速轉化為葡萄糖，使血糖濃度升高。

❸ 對血脂有影響的食物

高脂肪食品是指肥肉、油炸食物等脂肪含量較高的食品。這類食物如果食用過多，極易變成脂肪，形成肥胖症。而肥胖是導致糖尿病最重要的因素之一。肥胖的糖尿病患者對胰島素的敏感性下降，功能降低，不利於本病的治療。

❹ 酒類

飲酒是導致糖尿病病情加重的常見原因。乙醇可損害胰腺，使其分泌胰島素的功能下降。另外，有些降糖藥如氯磺丙脲可顯著增加酒精的毒性，出現皮膚潮紅甚至陣發性心動過速。因此，治療期間應禁止飲酒。

❺ 含有大量澱粉的食物

這類食物對血糖有很大影響，如馬鈴薯、紅薯、藕粉、芋頭等，應忌食。

❻ 補益膏劑

患者冬令進補不宜使用補益膏劑，因其中含有糖類物質，如人參蜂王漿、蜂王漿口服液、以及含有蜂蜜、膠類（阿膠、鹿角膠等）的滋補膏劑都

屬忌服補品。服用後可使血糖上升。糖尿病患者屬陰虛內熱者較多，服用人參也必須對症，陰虛者不宜用紅參、高麗參，用後常會使陰虛內熱更加嚴重。

7 水果

有報導稱，糖尿病患者能吃西瓜、梨、香蕉、楊梅等，因為它們所含的糖多是果糖、果膠。果糖在正常代謝的某一過程中不需要胰島素。實驗證明，果膠有延緩葡萄糖吸收的作用，從這個意義上講，水果是可以吃的。然而，這類水果中也含有葡萄糖和澱粉，有許多人食用水果後血糖升高，一般上升 1 ～ 2 mmol ／升。糖尿病患者如血糖控制較好的話，患者可適當吃些低糖分水果，如草莓、枇杷等；高糖分水果應少吃或不吃，如蘋果、橘子、葡萄、大棗等。

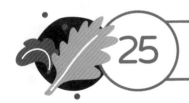

25 肥胖症

肥胖症是指體內脂肪堆積過多和（或）分佈異常，體重增加，是遺傳因素和環境因素共同作用的結果。遺傳因素、神經精神因素、高胰島素血症、褐色脂肪組織異常等是肥胖的內因，飲食過多而活動較少是外因。熱量攝入多於消耗使脂肪合成增加是肥胖的物質基礎。本病應採取飲食、運動及藥物等綜合治療。

飲食建議

① 富含鉻的食物

食用富含鉻的食物，如蘑菇、花莖甘藍、乳酪、蘋果等有利於減肥。鉻有穩定血液中葡萄糖的作用，還有助於降低食慾，控制體重。

② 蔬菜

蔬菜含熱量少、水分多，被人體吸收後可促進體內多餘脂肪代謝。韭菜、竹筍等是含纖維素較多的蔬菜，能通過大便排出腸內過多的垃圾；黃瓜含有丙醇二酸等物質，能抑制食物中的糖類在體內轉化成脂肪；蘿蔔含芥子油等物質，可促進脂類物質更好地進行新陳代謝，防止其在皮下堆積，故肥胖症患者宜吃蔬菜。

③ 大蒜

研究發現，在一種富含脂肪的食物內稍微添加一點大蒜油，竟達到預防動物體內膽固醇、三醯甘油和總脂肪升高的效果。大蒜能有效排除脂肪在生物體內的積聚。

④ 蒟蒻

中醫認為，蒟蒻有化痰、散結、行瘀、消腫等作用。1970 年日本推出控制體重的新食品「海曼納」，主要成分就是利用蒟蒻精粉製成的。據報導，其減肥療效頗佳，深受肥胖症患者的歡迎。

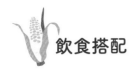 飲食搭配

① **大蒜與黃瓜**
兩者同食能抑制糖類轉變為脂肪，降低膽固醇，適於肥胖症及心腦血管病患者食用。

② **油菜與蘑菇**
兩者搭配，有潤膚、抗衰老作用。兩者均含有纖維素，能減少脂肪的吸收，適於肥胖症患者食用。

 食療方

🌿 **豆尖豆腐**：豆腐 500 g，豌豆苗尖 500 g。將水煮沸後，把豆腐切塊下鍋，然後下豌豆苗尖，湯熟即起鍋，不能長時間煮。佐餐食用。補氣、通便、減肥，適用於氣虛便秘的肥胖症患者。

🌿 **鹽漬三皮**：西瓜皮 200 g，冬瓜 300 g，黃瓜 400 g，鹽各適量。將西瓜皮刮去蠟質外皮，冬瓜刮去毛質外皮，黃瓜去瓤，均洗淨，入沸水中余一下，切條放碗中，加鹽醃 1 ～ 2 小時即可。當小菜食。清熱利濕、減肥，適用於肥胖症患者。

🌿 **荷葉肉**：荷葉 8 張，豬肉 500 g，米粉 100 g，白糖、醬油、薑末、蒜末、料酒、鮮湯等各適量。將豬肉切成小方塊，荷葉洗淨切小片；肉塊與調料醃製半小時後加入米粉、鮮湯拌勻，然後用荷葉將肉包好，細線紮住，逐片放碗內，入籠蒸 1 小時即可。佐餐食用。清暑利濕，最適於老年肥胖者夏季食用。

🌿 **黑木耳蘿蔔湯**：黑木耳 100 g，白蘿蔔 250 g，鹽各適量。黑木耳用水泡發後洗淨，白蘿蔔去皮切塊，兩者同煮湯，熟爛後放鹽即可食用。每日 2 次，可經常食用。消膩降脂，減肥。

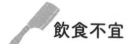 ## 飲食不宜

❶ 脂肪

肥胖者體內脂肪已過剩，在飲食過程中，必須限制脂肪的攝入量，尤其需要限制動物脂肪。脂肪沉積在皮下組織和內臟器官，常易引起併發症，如脂肪肝、動脈粥狀硬化、高血脂等，故每日脂肪量應控制在 50 g 以下。

❷ 大量糖類

糖是人體熱量的主要來源，在體內極易轉變為脂肪，尤其是肥胖者攝入單糖後，更容易以脂肪形式沉積，而不變成糖原積存於肝臟和肌肉內。這類食物有粳米、麵粉、蠶豆、豌豆、甘薯、藕粉、馬鈴薯、蘋果、桃、梨、香蕉、大棗、蜂蜜、巧克力、煉乳等。此外，一些甜點心、甜麵包等也忌多食。

❸ 飲水過多

肥胖症患者組織的親水性增高（脂肪組織具有滯留大量水分和鹽類的特徵），使體內殘餘物質排出減緩而積蓄於組織內，故忌多飲水，應限制飲水量。肥胖症患者的飲水量（包括飲料及菜肴中的液體），每日應在 800 ～ 1500cc。超過 1500cc 或低於 800cc 均不合適，因為超過 1500cc 可增加血液循環負擔，並使體內積存的水分增多，體重增加。限制水分過多則使汗腺分泌紊亂，體內的代謝殘渣排出也會發生障礙，尿液濃縮會引起鹽類沉積於尿道而引起絞痛。

④ **食鹽過多**

鹽具有很強的親水性，每克鹽必須加入 110cc 水才能變成生理性水，過多食入鹽，能引起口渴和刺激食慾，使體重增加，故忌多吃鹽。

⑤ **含嘌呤高的食物**

這類食物有動物內臟、豆類、雞湯、鴨湯、肉湯等，能增進食慾和加重肝、腎、心的代謝負擔，故忌食用。

⑥ **高纖維飲食**

肥胖症患者必須控制進食總量，但進食量太少，患者容易出現疲乏、精神委頓、畏寒乏力等。此時，可增加纖維素含量較高的蔬菜，如芹菜、蘿蔔、苦瓜、竹筍等，既可防止熱量過多而增加食物體積，又可延長胃腸排空時間，減少饑餓感。

⑦ **晚餐過飽**

晚飯吃得過飽，會引起血脂濃度猛然升高，造成脂肪堆積，加上晚上活動量減少，能量消耗降低，大量能量轉化為脂肪貯存起來，使肥胖症患者病情加劇。此外，由於人在睡眠狀態下血流速度緩慢，血脂容易沉積在血管壁上，導致動脈粥狀硬化的形成。

⑧ **飲酒**

酒的主要成分是乙醇，可產生熱量，如果大量飲酒，則體內熱量過剩，多餘熱量以脂肪形式貯存體內，可加重肥胖。另外，大量飲酒可損害心臟，加重心臟負擔，導致心肌勞損。

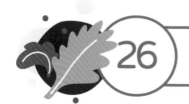

26 痛風

痛風是一組異質性疾病，是由單鈉尿酸鹽沉積所致的晶體相關性關節病，與嘌呤代謝紊亂和（或）尿酸排泄減少所致的高尿酸血症直接相關。其臨床特點是高尿酸血症、沉積所致的特徵性急性關節炎、痛風石、間質性腎炎、慢性關節炎和關節畸形。後期常累及腎臟引起慢性間質性腎炎和尿酸性尿路結石形成。痛風有原發性和續發性兩大類，原發性痛風病因除少數由酶缺陷引起外，大多機制不明，常伴有高血脂、肥胖症、糖尿病、高血壓、動脈硬化和冠心病等，屬遺傳性疾病。續發性痛風病因較明確，可由腎臟病、血液病及藥物等引起。本病常需控制飲食及藥物治療。

🍅 飲食建議

① **富含維生素 B1、維生素 C 的食物**

多食此類食物能促使組織內瘀積的尿酸鹽溶解，又可促進排泄。

② **多飲水**

有計劃地多飲水，維持每日排尿量在 2000cc 以上，可促進尿酸鹽的溶解和排出，降低機體的敏感性，從而利於病情緩解。

③ **高糖液體**

患者須給予大量的高糖液體（如蜂蜜、汽水、果汁等），以防止脂肪代謝加速，引起急性痛風的發作。

④ **粳米、麵粉**

因其嘌呤含量少，故宜食用。

⑤ **鹼性食物**

尿酸在鹼性液體中易於溶解並排出體外，而在酸性液體中易發生沉澱而加重病情。多吃鹼性食物後，尿的 pH 在 6.5 左右，使酸度高的尿接近中性。鹼性食物就是食物在體內代謝後的產物呈鹼性，這類食物有海帶、白菜、芹菜、花椰菜、黃瓜、南瓜、茄子、白蘿蔔、胡蘿蔔、番茄、馬鈴薯、竹筍、萵苣、洋蔥、奶、薯類及水果等，宜多食。

⑥ **飲茶或咖啡**

宜多飲用，以促進尿酸從尿中排出，防止尿酸結石的形成。

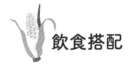 # 飲食搭配

① **冬瓜與紅小豆**

冬瓜性平、微寒，味甘，入肺、大腸、小腸和膀胱經，有利尿消腫、解暑止渴、清熱化痰之功效。冬瓜與紅小豆煮湯，有清熱利濕之功效，適用於痛風屬濕熱壅遏者。

② **薏仁與防風**

生薏仁與防風加水熬汁，代茶飲，有祛風除濕、通絡宣痺之功效，適用於痛風屬痰濕阻滯者。

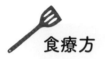

食療方

- **炒白菜**：大白菜 250 g，加植物油 20 g 炒食。宜經常食用。適用於痛風緩解期。

- **蒸茄子**：茄子 250 g，鹽、香油、蒜泥各 5 g，醬油 5 g。將茄子削皮，切成兩半，上蒸籠蒸爛，略晾涼後，放上醬油、香油、蒜泥、鹽，拌勻即可。佐餐食用。清熱解毒除濕。

- **炒竹筍**：竹筍 250 g（切絲），植物油 30 g，鹽少量。竹筍炒熟後食用。適用於痛風症未發作之時。

- **芹菜稀粥**：芹菜 100 g（連根須），粳米 30 g，鹽少量。芹菜洗淨後切碎，與粳米同煮至粥熟，入少量鹽。可常食。痛風急性發作時尤宜。

- **葡萄粥**：鮮葡萄 30 g，粳米 50 g。粳米加水如常法煮粥，粥半熟未稠時，加入洗淨的葡萄粒，煮至粥稠即可。早晚分食。補肝腎，益氣血。

- **栗子粥**：栗子粉 30 g，糯米 50 g（小兒減半）。栗子粉與糯米加水 400cc，放砂鍋內用小火煮成稠粥。溫熱服食，早晚各 1 次。健脾胃，壯筋骨。

- **茯苓粥**：茯苓粉 15 g，粳米 30 g。粳米加水煮粥，待粥將成時，調入茯苓粉稍煮。早晚食用。健脾化濕。

飲食不宜

1 暴飲暴食

經常暴飲暴食可損傷脾胃，致使脾胃失調，痰濕內生，而肝陽上亢患者易誘發痛風，故忌暴飲暴食。

②　脂肪

痛風患者尤其要忌食動物脂肪。限制脂肪可增加尿酸鹽（引起痛風的主要成分）的排出，否則會促發痛風或加重病情。

③　嘌呤和蛋白質

痛風患者要限制嘌呤攝入量。正常人每日通過膳食攝入的嘌呤為 600 ～ 1000 毫克，而痛風患者則應控制在 250 毫克以下。在限制嘌呤的同時，還要限制蛋白質的攝入。因為蛋白質具有的特殊動力作用，可增加內生性尿酸的生成，加重症狀。蛋白質食物應以植物性的穀類蛋白為主，搭配含嘌呤少的雞蛋、牛奶等動物性食品。肉類及魚類食物應先煮，去除原湯再進行烹調。因為 50% 的嘌呤含于湯內，棄湯吃肉，既能補充優質蛋白質，又可減少嘌呤的攝入量。含嘌呤多的食物，如牛肉、羊肉、香腸、火腿、鹹魚、動物內臟、乾豆類及其製品、濃肉湯、雞湯、魚湯及菠菜、花椰菜、蘑菇等，要忌食。

④　鹽

鹽可使體內水分瀦留，妨礙尿酸排泄，故忌多食。

⑤　啤酒

因其富含嘌呤、核酸，故忌飲用。

⑥　酸性食物

尿酸鹽增加可使痛風病情加重，因此應忌吃肉類、魚類、家禽，以及醋、泡菜、酒、飲料、醬油等食物。

⑦　高熱量食物

一般痛風患者均較肥胖，故應控制體重，逐步減少熱量，以免引起痛風急性發作，所以，應限制總熱量的攝入。

⑧ **辛辣、刺激性食物**

痛風的發生與神經系統有關，因此，需要限制能使神經系統興奮的食物，如辣椒等。

⑨ **飲水量不足**

飲水量每日不少於 3000cc，以促進尿酸排出，保持每日的尿量在 2000cc 以上。

⑩ **過飽或饑餓**

過飽不利於嘌呤攝入量的控制而加劇病情，因此痛風患者務必管緊自己的嘴巴。而饑餓或空腹或極低熱量飲食，雖能降低體重，卻可誘發痛風急性發作。

27 腦出血

腦出血是指原發性非外傷性腦實質內出血。腦出血常見的原因有高血壓、動脈硬化、腦血管畸形、動脈瘤、血液病、感染等。常見的病理表現有腦動脈管壁脂肪玻璃樣變而形成微動脈瘤，破裂後導致腦組織局部出血及血腫，進而導致腦組織受壓、推移、軟化和壞死以及老年人腦動脈管壁澱粉樣變等。其典型的臨床表現有意識障礙、頭痛、嘔吐、抽搐、癲癇樣發作、高熱、頸項強直、失語等；患者還可由於出血的部位和出血量的多少而出現不同的症

狀。本病早期應採取積極治療，以挽救生命，防治併發症，降低病死率、致殘率；後期應進行康復治療。

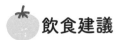 **飲食建議**

❶ 含鉻食物

當人吃了動物脂肪等含膽固醇較高的食物後，膽固醇雖被腸道吸收，但肝臟會自動減少膽固醇的合成並且提高膽固醇的排出量。如果多吃素食，腸道吸收的膽固醇雖然減少，而肝臟合成大量的膽固醇，並自動減少膽固醇的排出量，來補償攝取膽固醇的不足。由此可見，肝臟就像一個膽固醇的調節器，能自動調節血中膽固醇的含量。而肝臟的這種調節能力，是建立在鉻濃度正常基礎上的。人體缺鉻，肝臟調節膽固醇的作用失靈，膽固醇便會沉積，從而引起動脈粥狀硬化症。如果多食用含鉻高的食品，就可以預防或治療動脈粥狀硬化症。全麥麵粉含鉻量較高，為了防治動脈粥狀硬化，宜多食用。

❷ 洋蔥、橘子

洋蔥營養豐富，含多種氨基酸、維生素 A、B 群維生素、維生素 C 以及檸檬酸、蘋果酸鹽、多糖 A、多糖 B 等。洋蔥能抑制高脂肪膳食引起的血漿膽固醇增加，並使纖維蛋白溶解活性下降，故動脈硬化症患者宜食。橘子含有大量的維生素 C，如果每日吃 2 ～ 3 個橘子，就足夠供應體內所需的維生素 C。維生素 C 能使膽固醇變成膽汁酸，這樣血液中的膽固醇含量會大大減少，不易患動脈硬化。此外，橘子還含有豐富的果膠，能阻止膽汁酸在小腸中逆流，促使其排出體外。這樣，維生素 C 將大量

的膽固醇變成膽汁酸，而果膠又使膽汁酸加快排泄。因此，橘子是動脈硬化症患者的宜食佳品。

❸ **含維生素 B6 高的食物**

近年來，在動脈硬化症的防治研究中，維生素 B6 的作用引起了人們的重視。有關專家研究發現，維生素 B6 與脂類代謝有關，當維生素 B6 的作用降低時，可出現動脈粥狀硬化病變。食物中缺乏維生素 B6，是心血管疾病的原因之一。人們通過食物攝入到體內的動物蛋白中，含有豐富的甲硫氨基酸，在維生素 B6 不足的情況下，甲硫氨基酸就會在代謝過程中產生一種稱為胱氨酸的物質。據研究，胱氨酸對動脈壁有一定毒性作用，可引起動脈血管內壁細胞壞死、脫落，形成瘢痕，易使血液中的膽固醇和三醯甘油沉積在粗糙的動脈內壁上，引起動脈粥狀硬化。因此，專家強調不可忽視維生素 B6 的補充。香蕉維生素 B6 含量十分豐富。此外，糙穀類食物、豆類、胡蘿蔔等含維生素 B6 也較多。老年人，尤其是動脈硬化症患者宜常吃這些食物。

❹ **富含不飽和脂肪酸的食物**

Ⓐ 芝麻：芝麻內富含不飽和脂肪酸。芝麻籽中含有約 60% 的芝麻蛋白，其中除賴氨酸低於大豆外，組氨酸、蛋氨酸、半胱氨酸等 8 種氨基酸含量均高於大豆。芝麻油（香油）穩定，不易氧化酸敗，含有芝麻明、芝麻精及芝麻酚等抗氧化成分，具有預防動脈硬化和高血壓、消除疲勞、延緩衰老等作用，故宜常食。

Ⓑ 核桃：核桃可使人體膽固醇的數值降低。每日吃 3 個核桃，可使患心臟病的危險減少 10%。核桃所含的油脂豐富，70% 是亞油酸等多價不飽和脂肪酸。亞油酸的功能是將膽固醇排出體外，使多餘的膽固醇不易被吸收。經常吃核桃能使膽固醇數值降低 5%，可有效預防心腦血管疾病，故宜常食。

⑤ 大蒜

大蒜不僅是調味品，還與人體健康密切相關。英國「大蒜研究所」負責人盧思爾說，若想活到 90 歲，大蒜就應該是你食物的基本組成部分，如果每星期吃兩三顆大蒜，身體就會得到極大的好處。不少疾病都是因血液中脂肪濃度過高引起的，而雞蛋、香腸、乳酪、鹹肉等食物中脂肪含量很高，若在吃這類食物的同時吃大蒜，人體的脂肪濃度就不會出現明顯上升。另外，吃含高脂肪的食物、精神過度緊張、喝酒，都能使血液變得黏稠，但經常吃大蒜就會使血液稀釋，從而防止高血壓、心臟病、腦出血等疾病。委內瑞拉科學院血栓病研究室，首次找到的一種名叫大蒜素 N 的化合物，具有抗血小板凝聚作用，可預防心腦血管梗塞。

⑥ 巧克力

巧克力可預防心腦血管病，是美國加州大學一個科研小組最新的發現。因為巧克力含有苯酚這種物質，可防止血液中的脂蛋白發生氧化，從而防止其氧化後沉積在血管壁上。脂蛋白氧化後形成附著在血管壁上的沉積物，是心腦血管疾病發生的主要因素之一。

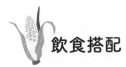 **飲食搭配**

① 豇豆、黑木耳與雞肉

豇豆具有解渴健脾、補腎止瀉、益氣生津等功效。黑木耳有益氣、養胃、潤肺、涼血、止血、降脂減肥的作用。雞肉有填精補髓、活血調經等功效。三者搭配食用，其功效增強，適於腦出血、糖尿病、高血壓、高血脂等患者食用。

② **大蒜與黃瓜**

兩者同食能抑制糖類轉變為脂肪，降低膽固醇，適於腦出血、肥胖及和高血壓患者食用。

③ **銀耳與蓮子**

銀耳與蓮子搭配，有助於促進胃腸蠕動，減少脂肪吸收，對腦出血、肥胖症、脂肪肝、高血脂、高血壓、面部黃褐斑及雀斑有療效。

食療方

- **水晶山楂**：山楂（去核）15 枚，冰糖適量，煮熟後加山藥粉 15 g，再煮片刻，每日 2 次。
- **紅薯粥**：紅薯 250 g，綠豆 15 g，粳米 50 g。煮粥，分 2 次服。
- **荷葉粥**：荷葉 1 張，切碎，煎湯，取出荷葉，加入粳米 50 g 煮粥。早晚 2 次服食。
- **芹菜粥**：芹菜 15 g，黑木耳（泡發）3 g，洗淨，切碎，加粳米 30 g，煮粥。每日 2 次服食。
- **芹菜拌海帶**：芹菜 250 g，水發海帶 100 g，洗淨切絲，開水燙熱後，加香油、鹽等調味。功能清熱平肝，軟堅化痰。
- **黃芪豬肉羹**：黃芪 20 g，大棗 6 枚，當歸 10 g，枸杞子 15 g，豬瘦肉（切成薄片）50 ～ 100 g，加生薑片、蔥白段，大火煮沸後改小火燉，煮至肉爛加鹽少許，還可根據個人嗜好酌加香油、花椒油等，放溫後即可食用。黃芪益氣，枸杞子填精，當歸養血活血，大棗溫中補氣，豬瘦肉富含蛋白質、滋陰潤燥。全方共達補益精氣、活血化瘀之功效。每劑分 2 次服用。

適用於腎虛精虧型腦出血患者。禁用於頭痛汗出，心煩口苦，動則易怒，面紅目赤，腹脹噯氣者。

🌱 **醋蒸胡椒梨**：陳醋、白胡椒粒適量，梨 2 個。將白胡椒研為細粉，梨一分兩半，將白胡椒粉夾於其中，放入盤內，加陳醋上籠蒸至梨熟，即可食用。本方禁用於糖尿病合併腦血管意外者。禁用於頭痛汗出，心煩口苦，動則易怒，面紅目赤，腹脹噯氣者。

🔪 飲食不宜

①　暴飲暴食

肥胖與高血壓、動脈粥狀硬化的發生有著密切的關係。暴飲暴食則使人體不能利用的多餘熱量而貯存起來，轉化為脂肪，從而引起肥胖。每餐保持八分飽，可以有效防止肥胖症的發生。

②　油膩食物

動物脂肪、腦髓、內臟以及全脂奶粉、霜淇淋、蛋黃等，可使血漿內膽固醇和三醯甘油含量升高，從而引起動脈粥狀硬化。因此，應忌食油膩食物。

③　鹽

食鹽過多（每日大於 10 g），可引起高血壓。如減少鹽的攝入量（每日少於 6 g），則可使血壓下降，從而降低發生腦血管疾病的危險性。因此，應保持飲食清淡，限制鹽的攝入。

④　雞肉

雞肉性溫熱，易助熱生火動風，公雞的頭、翅、爪更易助熱動風，腦動脈硬化患者食用容易誘發腦卒中（中風），故應忌食。

⑤ 醬

醬能生痰動氣，多食積久，痰濁阻遏經絡，容易導致腦卒中（中風），故腦動脈硬化患者忌多食。

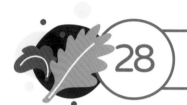

28 腦梗塞

腦梗塞是由於腦部血液供應障礙，血流緩慢或血液成分改變和黏度增加而形成血栓，致使血管閉塞而引起的局限性腦組織缺血性壞死或腦軟化。常見原因有動脈粥狀硬化、糖尿病、高血脂等。其病理變化為血管壁粥狀硬化增厚，管腔狹窄，腦組織缺血壞死。常見症狀有偏癱、偏身感覺障礙、偏盲、失語、眩暈、噁心、嘔吐等。本病早期應進行溶栓治療，度過急性期後配合藥物治療、生活方式調整、康復治療等綜合措施。

🍅 飲食建議

① 有選擇地食用蛋白質

應多食植物性蛋白質，特別是豆類蛋白質。豆類植物固醇較多，有利於膽酸的排出，使膽固醇的合成減少。防止動脈硬化的形成。

② 礦物質

有些礦物質對血管有益，如鈣、錳、鎂、鉻、釩等，應注意攝入。

③ 新鮮水果和蔬菜

新鮮水果和蔬菜可以使人體獲得豐富的維生素、無機鹽和纖維素。纖維素可降低膽固醇的生成，有助於人體對食物的消化、吸收。

④ 橄欖油

宜多吃，因其含有單鏈不飽和脂肪酸。

⑤ 含水溶性纖維素的食物

含水溶性纖維素的食物可降低人體中的膽固醇含量，對於防治腦梗塞具有非常重要的意義。含水溶性纖維素的食物有檸檬、大麥、燕麥、大豆和豌豆等，其中以燕麥和大豆中的含量最高，故宜多食。

⑥ 含銅食物

微量元素銅的充分供應可明顯減少腦動脈硬化的發病。一般成人每日從食物中應攝入銅 2 毫克。但從目前普遍情況來看，有 75% 的人每日從飲食中只攝取正常需要量的一半，有些地區每日攝取量僅為 0.8 毫克。含銅豐富的食物有牡蠣、葵花籽、核桃和果仁等。

⑦ 優酪乳

優酪乳是經過發酵處理後的牛奶，不僅含有牛奶的營養成分，而且膽固醇含量很低，每 100 g 優酪乳僅含膽固醇 12 毫克，是雞蛋膽固醇含量的 1/57，是雞蛋黃膽固醇含量的 1/142。

⑧ 山楂

山楂含有多種維生素和大量的鈣、鐵、果糖、黃酮類等，有散瘀、止血、提神、消積、化痰等作用。近年來發現，山楂在強心、抗心律失常、增加冠狀動脈血流量、降血脂方面均有一定功效。臨床上常用山楂及山楂製品作為腦梗塞患者的輔助治療品，並取得了一定療效。

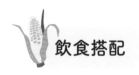

飲食搭配

❶ 菠菜與胡蘿蔔

兩者同食，可減少膽固醇在血管壁上的沉積，降低動脈粥狀硬化的發生率，在心腦血管疾病防治中可達到一定作用。

❷ 苦瓜與茄子

苦瓜有解除疲勞、清心明目、益氣壯陽、延緩衰老的作用。茄子具有去痛活血、清熱消腫、解痛利尿、降壓止咳的功效。兩者搭配，是心腦血管疾病患者的理想食品。

❸ 萵苣與黑木耳

萵苣有增強食慾、刺激消化的功效。黑木耳有益氣養胃潤肺、降脂減肥的作用，兩者同食，對高血壓、高血脂、糖尿病、心腦血管疾病有防治作用。

❹ 黑木耳與豬腰

豬腰可補腎利尿、壯陽。黑木耳富含蛋白質、多種礦物質、人體必需氨基酸及維生素等營養成分，具有益氣補血、潤肺鎮靜的作用。兩者搭配，能降低心腦血管病的發病率，並有養顏美容功效，對陽痿、早洩有輔助治療作用。

食療方

🌿 **羊脂蔥白粥**：蔥白、薑汁、豆豉、粳米各 10 g，羊脂油適量。上述原料加水共煮粥。每日 1 次，連服 10 日。用於預防偏癱。

🌿 **羊肚山藥湯**：羊肚 1 具，山藥 200 g。羊肚去筋膜後洗淨切片，加水煮爛後下入山藥，煮至湯汁濃稠，代粥服。適用於腦梗塞後體質虛弱者。

🌿 **烏骨雞湯**：烏骨母雞 1 隻，黃酒適量。烏骨母雞洗淨切塊後加入清水、黃酒各適量，小火煨燉至骨酥肉爛時即成。食肉飲湯，數日食畢。適用於腦梗塞後言語謇澀、行走不便者。高血壓患者需同服降壓藥，密切觀察血壓變化。

🌿 **黑豆湯**：大粒黑豆 500 g。黑豆加水入砂鍋中煮至湯汁濃稠即成。每日 3 次，每次 15cc，含服、緩咽。適用於言語謇澀者。

🌿 **大棗粳米粥**：黃芪、生薑各 15 g，桂枝、白芍各 10 g，粳米 100 g，大棗 4 枚。前四味加水濃煎取汁，去渣。粳米、大棗加水煮粥，粥成後倒入藥汁，調勻即可。每日 1 次。益氣通脈、溫經和血，可輔治腦梗塞後遺症。

🌿 **栗子龍眼粥**：栗子（去殼用肉）10 個，龍眼肉 15 g，粳米 50 g，白糖少許。先將栗子切成碎塊，與粳米同煮成粥，將熟時放龍眼肉，食用時加白糖少許。可做早餐，或不拘時食用。補腎、強筋、通脈，可輔治腦梗塞後遺症。

🔪 飲食不宜

①　飲水不足

如患者飲水少，可導致血液更加黏稠而加重病情。因此，本病患者要多飲水，以達到稀釋血液的作用。

②　飽餐

過飽可使體重增加、超重或肥胖。暴飲暴食易使胃腸壓力上升、充血，

橫膈抬高，從而引起缺血、缺氧。

❸ 酒

酒中乙醇等成分進入血液，可使心跳加快，血壓升高，動脈痙攣，加重病情。

❹ 高脂、高膽固醇食物

動脈粥狀硬化是腦梗塞的一個重要原因，高脂肪食品（如肥肉、油炸食品等）可引起脂質代謝紊亂，還容易導致血液黏稠度增加，加速腦栓塞形成。過食高膽固醇食物（如肝、腦、腎等動物內臟及蛋黃、小蝦米等）是引起動脈硬化的重要因素。

❺ 營養失調

本病患者由於偏癱或運動障礙，活動減少，影響進食量，久則導致營養失調。如果沒有足夠的維生素、磷脂、必需氨基酸和足夠的熱能，必然會影響患者的預後和恢復。因此，應注意改善飯菜的花樣，提高患者食慾，加強營養，促進疾病的恢復。

29 老人失智症

老人失智症是指老年人的腦功能障礙而產生的獲得性和持續性智慧障礙症候群。常見的病理變化為瀰漫性腦萎縮，顯微鏡上可看到老年斑、神經元纖維纏結、神經原減少及軸索和突觸異常、顆粒空泡變性、星型細胞和小膠質細胞反應和血管澱粉樣改變。以緩慢的智慧缺損為主要表現，主要包括認知、理解、思維、計算、記憶等功能的減退，有時伴不同程度的人格改變，無意識障礙。本病應採用藥物治療及康復治療。

🍅 飲食建議

❶ **富含鈣的食物**

根據國人膳食營養素參考攝取量（Dietary Reference Intakes, DRIs），成人每日建議鈣攝取量為 1000mg。含鈣豐富的食物有蝦皮、髮菜、海帶、乳類、豆類及其製品、骨頭湯、黑木耳、瓜子、芝麻醬、核桃仁、山楂、大棗、柑、橘及新鮮蔬菜等。

❷ **富含優質蛋白質的食物**

富含蛋白質的食物有豬瘦肉、牛肉、雞、鴨、魚、蝦、牛奶、雞蛋、米、麵粉、豆類及其製品、核桃和花生等。

③ **蛋黃**

膽鹼是神經遞質，神經系統的各種資訊依靠這種遞質傳遞。膽鹼的主要原料是卵磷脂，而蛋黃中含有豐富的卵磷脂。卵磷脂被消化後，有助於合成膽鹼。膽鹼流入血液中，很快到達大腦各神經元之間，有利於增強記憶力。含膽鹼食物攝入的多少，能影響人的精神狀態，對改善老年癡呆有一定作用。因此，宜適當吃些含卵磷脂較多的蛋黃。

④ **富含維生素 B12 的食物**

美國學者發現，維生素 B12 有減少老人失智症發生的作用。60 歲以上的老年人，即使沒有貧血，也應該經常補充維生素 B12，以降低發生癡呆症的危險。人體內維生素 B12 的總含量為 2 ～ 5 毫克，維持人體正常代謝所必需的最小量每日為 1 ～ 2 微克，一般每日膳食攝入量需 5 ～ 15 微克。動物性食物是人體維生素 B12 的最佳來源，動物的肝臟和腎臟其含量最為豐富，對於發育旺盛的兒童及新陳代謝日漸衰退的中老年人，宜常吃含維生素 B12 多的食物。另外，發酵的豆製品中維生素 B12 含量也很豐富，如臭豆腐、腐乳、豆豉等，其中以臭豆腐含量最高，每 100 克含維生素 B12 約 1.8 ～ 9.8 微克。

⑤ **骨頭湯**

隨著年齡的增長，骨髓製造紅血球和白血球的功能會自然減退。引起骨髓老化的原因，主要是體內缺乏黏蛋白和骨膠原所造成的。如能經常喝各種動物骨頭湯，就可攝取一定數量的黏蛋白和骨膠原，使骨髓生產血細胞的能力增強，從而達到延緩衰老、延年益壽等作用。

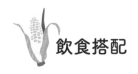 **飲食搭配**

❶ 辣椒與苦瓜

苦瓜有解除疲勞、清心明目、益氣壯陽、延緩衰老的作用。辣椒富含維生素 C。兩者組合，是理想的健美、抗衰老佳品。適於老人失智症患者食用。

❷ 芹菜與大棗

芹菜性溫味甘，能平肝清熱、祛風利濕；大棗性味甘溫，具有補脾胃、生津液的功效。兩者都含有豐富的鐵質，若搭配食用，有滋潤皮膚、抗衰老、補血養經的作用，適於老人失智症患者食用。

❸ 山藥與鹿肉、大棗

鹿肉含有粗蛋白、粗脂肪及礦物質，山藥含皂苷、膽鹼、糖蛋白、維生素 C 等，兩者與大棗搭配，可抗衰老、降血脂、增強免疫力，適於老人失智症患者食用。

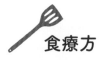 **食療方**

🌿 **鮮鴿湯**：鴿子 1 隻，加適量水、少量黃酒，煮湯。喝湯食肉及鴿腦。補腦益智。

🌿 **枸杞燉豬腦**：豬腦 1 個，枸杞子 15 g，加適量水、鹽、料酒、薑等調料一起燉煮後食用。養肝補腦益智。

🌿 **核桃仁粥**：核桃仁 15 g，雞內金 12 g，粳米 100 g。將核桃仁、雞內金搗爛如泥，加水研汁去渣，同粳米煮為稀粥。上為一日量，分頓食用。連服 10 天為一個療程。

- **龍眼蓮子粥**：龍眼肉 30 g，蓮子 30 g，糯米 30～60 g，大棗 10 枚，白糖適量。將蓮子去皮、去心，大棗去核，與龍眼肉、糯米同入鍋內，加水適量，煮成粥，加白糖攪勻即可。每日服用 2 次。

- **銀耳燉瘦肉**：銀耳 15 g，豬瘦肉 300 g（洗淨，切片），去核大棗 5 顆，用小火煮熟，加冰糖。每日 1 劑。

- **枸杞蒸羊腦**：枸杞子 10 g，羊腦 1 個，洗淨，隔水蒸熟，加入調味品。每日 1 劑。

- **遠志棗仁粥**：遠志 15 g，炒酸棗仁 10 g，粳米 75 g。將粳米淘洗乾淨，放入清水鍋中，再將洗淨的遠志、酸棗仁放入鍋中，先用大火燒開，然後用小火熬至成粥，一般當晚餐食用效果佳。

- **麥冬枸杞五味茶**：麥冬 15 g，枸杞子、五味子各 10 g，洗淨，研成粗末，同置於杯中，用沸水沖泡，代茶飲用。

飲食不宜

❶ 含鋁的食物

據調查，智力障礙、記憶力下降、口齒不清的老人失智症患者，神經細胞含鋁量是正常人的 4 倍以上，可見鋁與人體衰老密切相關，因此，本病患者應儘量減少鋁的攝入。儘量少吃油條、油餅等，不吃以磷酸鋁鈉鹽為發酵劑的糕點，這將有效避免鋁在體內的過量蓄積。

❷ 酒

酒精可直接損傷大腦，導致腦神經基底核發生不可恢復的病理改變，加重本病。故本病患者應戒酒。

③ **過飽**

每餐飯尤其是晚餐吃得過飽，易使大腦中纖維母細胞生長因數過多，引起腦動脈硬化，故禁忌過飽。

④ **飲食中缺乏卵磷脂**

有些患者飲食單調、偏食，對魚類、豆製品、蛋黃等食物攝入過少，殊不知這些食物不僅含有大量卵磷脂，還含有維生素 C、維生素 E、B 群維生素，這些成分都是天然抗氧化、抗衰老的保護劑，對預防和治療本病起著不可替代的作用。因此，本病患者應多攝取上述食物。

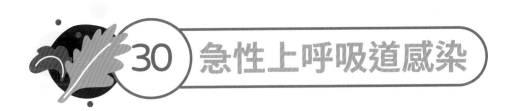

急性上呼吸道感染亦稱感冒，是由多種病原微生物引起的鼻腔、咽或喉部急性炎症的概稱，是呼吸道最常見的一種傳染病。常見病因為病毒感染。本病應採用抗感染及對症治療。

飲食建議

1 發熱時飲食宜清淡易消化

急性上呼吸道感染患者發熱期間胃腸功能常受影響,飲食宜清淡易消化,如米粥、米湯、爛麵條、蛋湯、藕粉等。

2 新鮮蔬菜及水果

因其含豐富的維生素 C,有抗病毒作用,可增強機體抵抗能力,如白蘿蔔、芥菜、龍鬚菜、白菜、油菜、番茄、蘋果、柑橘、枇杷、羅漢果等。

3 風寒型上呼吸道感染者宜食溫熱性或平性食物

溫熱性或平性食物有醋、胡椒、花椒、肉桂、粳米粥、砂仁、金橘、檸檬、佛手柑、洋蔥、南瓜、青菜、紅小豆、豇豆、杏子、桃子、櫻桃、山楂等。

4 風熱型上呼吸道感染者宜食用寒涼性食物

寒涼性食物有蘋果、柿霜、枇杷、柑、柳丁、獼猴桃、草莓、無花果、旱芹、水芹、莧菜、菠菜、金針花、萵苣、枸杞頭、豆腐、麵筋、瓠子、地瓜、馬蘭頭、菜瓜、綠豆芽、柿子、香蕉、苦瓜、番茄等。

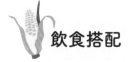

飲食搭配

1 白蘿蔔與大棗

將白蘿蔔與大棗煮湯服用,具有辛溫解表、止咳化痰之功效。適用於風寒型上呼吸道感染。

2 菊花與蘆根

鮮蘆根與甘菊花煎汁代茶飲,適用於風熱型上呼吸道感染。

③ **西瓜與番茄**

西瓜榨汁，番茄用沸水燙後去皮取汁。兩汁混合後代茶飲，具有清熱解毒、祛暑化濕之功效，適用於暑濕型上呼吸道感染。

④ **香菜與茅根**

新鮮香菜與鮮白茅根洗淨用溫開水浸泡片刻，取出切碎，搗爛取汁，兩汁混合後早晚服用。適用於各型上呼吸道感染。

食療方

🍃 **橘薑飲**：橘餅 2 個，生薑 20 g。上兩味水煎服。每日 1 劑，連用 3 天。辛溫解表，適用於急性上呼吸道感染屬風寒型，症見惡寒發熱，無汗鼻塞，流清涕，舌苔薄白，脈浮緊。

🍃 **苦瓜燉豬肉**：苦瓜 200 g，豬瘦肉 50 g。將豬肉洗淨後切片，苦瓜洗淨切片，一同煮食，每日 2 次。祛濕解表，適用於風熱型上呼吸道感染。

🍃 **三根湯**：大白菜根 3 個，大蔥根 7 個，蘆根 15 g。3 味藥用水煎服。每日 1 次，連服 2 ～ 3 天。辛涼解表，適用於小兒風熱型上呼吸道感染。

🍃 **白菜牛百葉粥**：牛百葉 250 g，鮮白菜 500 g，生薑 3 片，植物油、麻油、鹽各適量。牛百葉刮去黑衣，洗淨，切碎；鮮白菜洗淨切段。牛百葉下油鍋，用生薑爆過，與白菜放入滾水煲內，大火煮滾，改慢火煲 1 小時，調味即可。佐餐食用。消暑清熱、解表和中，適用於暑濕型急性上呼吸道感染，症見身熱，微惡風，頭昏肢酸，汗出，口渴，舌紅，苔薄白。

🍃 **生薑粥**：鮮生薑（切末）25 g，粳米 100 g，紅糖適量。粳米淘洗乾淨，加水旺火煮沸後加入生薑末，再改用小火續煮至粥成，用紅糖調味後食

用。辛溫解表散寒，適用於風寒型急性上呼吸道感染，症見惡寒重，發熱輕，頭痛鼻塞，口不渴，舌苔薄白而潤，脈浮緊。

銀菊粥：金銀花、菊花各 10 g，粳米 100 g，白糖適量。金銀花、菊花洗淨焙乾，共研為末；粳米加水熬成粥，加入金銀花、菊花末及白糖，調勻，分 2 次服用。適用於風熱型上呼吸道感染，咳嗽痰多，咽喉疼痛，大便乾燥。

銀花連翹茶：金銀花 6 g，連翹 6 g，白糖適量。將金銀花、連翹洗淨放入鍋內，加水煮沸 10 分鐘。食前加白糖調味，當茶溫服。清熱解毒，對咽喉部炎症有殺菌消炎之功效。適用於發熱、咽喉紅腫疼痛的「風熱型上呼吸道感染」。

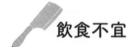

飲食不宜

❶ 飲水不足

急性上呼吸道感染以高熱、乏力、全身酸痛等中毒性症狀為特徵，目前無特效治療措施，患者應臥床休息，多飲水，防止繼發感染。大量飲水可稀釋病毒，通過多次排尿可減輕全身中毒症狀，緩解病情。

❷ 辛辣、肥膩食物

急性上呼吸道感染患者高熱期部分可出現食慾減退、噁心、嘔吐、便秘或腹瀉等胃腸道症狀，辛辣（如辣椒、蔥、蒜等）、肥膩（如肥肉、油炸食品等）食物不易消化，而且還能助濕生熱，加重胃腸道症狀。因此，急性上呼吸道感染患者應以流質飲食為主，忌食辛辣、肥膩食物。

❸ 鹹寒之物

鹹菜、鹹白帶魚及各種過鹹水產品，其性寒涼，食後會使病變部位黏膜收縮，加重鼻塞、咽喉不適症狀。過咸之物還易生痰，引起咳嗽加劇。故本病患者不宜多食鹹寒食物，特別是風寒型上呼吸道感染患者，尤不宜多食。

❹ 興奮之物

酒、咖啡、濃茶進入人體後會引起興奮。急性上呼吸道感染患者機體抗病能力低下，需安心靜養，這些興奮之物食入後會使患者休息時間減少而不利於身體恢復。此外，茶葉中的茶鹼還可降低解熱藥的作用，故上呼吸道感染期間最好不飲用酒、咖啡、濃茶等興奮之物。

31 細菌性痢疾

細菌性痢疾是由痢疾桿菌引起的常見腸道傳染病。臨床上以發熱、腹痛、腹瀉、裡急後重感及黏液膿血便為特徵。其基本病理損害為結腸黏膜充血、水腫、出血等滲出性炎症改變。本病起病較急，患者畏寒發熱、體溫可達 38 ～ 40℃。每年夏季發病率最高，小兒發病率較成人高。部分患者病程 2 個月以上不痊癒者有可能轉為慢性。

飲食建議

① 清淡流質飲食

急性發作時宜食，並應少食多次，每隔 2 ～ 3 小時進食 1 次為宜。

② 淡鹽水

如果腹瀉次數較多，宜多喝些淡鹽開水。

③ 無渣、少油的半流食

當痢疾有所好轉，大便次數減少、糞便已無膿血時宜食無渣、少油的半流食。

④ 少油、少渣的軟食

在恢復期，大便次數及形狀已接近正常時宜食少油、少渣的軟食。

⑤ 濃茶

茶葉中含有豐富的鞣酸，鞣酸能破壞細菌的蛋白質。痢疾桿菌等致病菌在茶葉中浸泡數分鐘後就失去活力。茶葉有抗菌、收斂、止瀉作用。因此，痢疾患者宜喝濃茶，可用茶葉 10 g，加水濃煎，每日 3 次。

⑥ 大蒜

大蒜有較強的殺菌、止瀉作用，治療急性菌痢有較好的療效。可將大蒜搗成泥，加白糖，對開水後頻頻飲服，既可補充水分，防止脫水，又能起治療作用。

⑦ 減少腸道刺激，緩解患者腹瀉症狀，防止和糾正水、電解質失衡

在發熱、腹痛、腹瀉明顯時，應禁食。當症狀稍有減輕時，可進食清淡、營養豐富、易消化、脂肪少的流質飲食，如藕粉、米湯、果汁、菜汁，要補充水分和電解質。每日 6 餐，每餐 200 ～ 250cc。

發熱、腹瀉症狀好轉後，可食少渣無刺激性飲食，逐漸由少渣、少油半

流食過渡到軟食或普通飲食。可食用粥、麵條、面片、小餛飩、豆腐、蒸蛋、小肉丸、魚丸、燒魚、菜泥等，每日可 3 餐或 5 餐，量不宜過多。應多飲水，利於毒素的排泄。

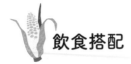 **飲食搭配**

① **馬齒莧與綠豆**

兩者均有清熱解毒之功效，可製成馬齒莧綠豆湯，能消暑、止痢，適於腸炎、菌痢等症。

② **馬齒莧與鮮藕**

馬齒莧與鮮藕、白糖搭配，製成馬齒莧藕汁飲，能清熱解毒、涼血止痢，對菌痢、腸炎頗有療效。

③ **馬齒莧與蜂蜜**

馬齒莧加蜂蜜製成馬齒莧汁，可治療痢疾、便下膿血等症。

④ **莧菜與粳米**

兩者搭配，製成莧菜粳米粥，能清熱止痢，適於急性菌痢、腸炎的治療。

⑤ **香椿與粳米、香油**

三者搭配製成香椿粥，能清熱解毒、健胃理氣，可輔助治療腸炎、痢疾。

⑥ **香椿與竹筍**

香椿性味苦平，有清熱解毒、化濕功能。竹筍味甘性微寒，可清熱化痰、利膈爽胃。兩者搭配，能清熱解毒、利濕化痰，可治療肺熱咳嗽、胃熱及脾胃濕熱內蘊所致的赤白痢疾、小便短赤澀痛等症。

⑦ 苦菜與豬肉

苦菜性味苦寒，可清熱解毒、涼血，與具有滋陰潤燥、補中益氣作用的豬肉搭配，能為機體提供豐富的營養，適於輔助治療陰虛咳嗽、消渴、痢疾、黃疸、便秘、痔瘡等症。

食療方

🌿 **黃連獨蒜**：獨頭大蒜、黃連各等份。共為細末，米糊為丸。每次 3 ～ 6 g，每日 3 次。適用於細菌性痢疾。

🌿 **紅糖石榴皮汁**：石榴皮 30 g，紅糖 50 g。先煎石榴皮取汁，調入紅糖溫服。每日 1 ～ 2 次，連服數天。適用於細菌性痢疾。

🌿 **紫蒜糖漿**：紫皮大蒜 50 g，糖漿適量。大蒜去皮搗如泥狀，浸入 100cc 溫水中 2 小時，紗布過濾，加入糖漿。成人日服 80 ～ 100cc，分 4 次服。

🌿 **薑片山楂茶**：茶葉 10 g，山楂 60 g，生薑 3 片，水煎服用。每日 1 劑，分 2 ～ 3 次服完。適用於細菌性痢疾及細菌性食物中毒。

🌿 **生薑烏梅茶**：綠菜 5 g，生薑 10 g，烏梅肉 30 g，紅糖適量。烏梅肉剪碎，生薑切細，與綠茶共放保溫杯中，以沸水沖泡，蓋浸半小時，再加紅糖適量，趁熱頓服。每日 3 次。適用於細菌性痢疾，阿米巴痢疾患者也可服用。

飲食不宜

① 忌肉類濃汁及動物內臟

因其含有大量的含氮浸出物，如嘌呤和氨基酸等。含氮浸出物具有刺激

胃液分泌的作用，汁越濃作用越強，加重消化道負擔。而且細菌性痢疾患者腸道有病變，有噁心、嘔吐等症狀，吃這類食物消化吸收功能更差。

② **忌粗纖維、脹氣食物**

如芥菜、芹菜、韭菜等纖維粗且多的食物，不易消化，導致局部充血、水腫，炎症不易癒合。而牛奶和糖、豆製品也易引起腸道蠕動增強，導致腸脹氣，因此應禁止牛奶、豆漿及易產氣的飲食，以保證腸道充分休息。

③ **忌食用刺激性食物**

煎、炸及醃、熏的大塊魚肉，對腸壁產生直接刺激，使腸壁損傷加劇；這些食物又難以消化，脹氣發熱，停留的時間長，會加重消化道負擔。

④ **忌污染食物**

未經消毒的瓜果蔬菜，這些既帶菌又易引起中毒，是致病因素，並使患者抵抗力下降。

⑤ **忌性寒滑腸食物**

如荸薺、甲魚、生梨、花生等物，性寒傷脾胃，易滑腸致瀉，故忌食。

⑥ **忌辛熱刺激食物**

韭菜、羊肉、辣椒、鮮辣椒粉和濃茶、酒、各種咖啡飲料，都是強烈的刺激品，致血管痙攣收縮，使黏膜充血、水腫、破損，故忌用。

恢復好轉期間的患者，由於腸胃較弱，仍應禁食生冷、堅硬、寒涼、滑膩之物，如涼拌蔬菜、豆類、冷飲、酒類、瓜果等。

32 病毒性肝炎

病毒性肝炎是由肝炎病毒引起的常見傳染病，具有傳染性強、傳播途徑複雜、流行面廣泛、發病率較高等特點。病毒性肝炎分 A 型、B 型、C 型、D 型和 E 型五種，以 B 型肝炎多見。臨床上主要表現為乏力、食慾減退、噁心、嘔吐、肝大及肝功能損害，部分患者可有黃疸和發熱，有些患者出現蕁麻疹、關節痛或上呼吸道症狀。臨床根據起病急緩、病程長短、病情輕重和黃疸性質，可分為急性肝炎、慢性肝炎、重症肝炎和瘀膽型肝炎。急性肝炎患者大多在 6 個月內恢復，B 型肝炎、C 型肝炎和 D 型肝炎易變為慢性，少數可發展為肝硬化，極少數呈重症經過。慢性 B 型肝炎、C 型肝炎與原發性肝細胞癌的發生有密切關係。本病應採取保肝及對症治療。

 飲食建議

❶ 富含優質蛋白質的食物

蛋白質攝入不足，可降低肝細胞對致病因素的抵抗力，不利於肝細胞的修復，故病毒性肝炎患者應以高蛋白飲食為主。食物中蛋白質的主要來源是蛋、奶、瘦肉、魚類及豆類，這些食物不僅蛋白質含量高，而且生物效價也高，易於機體吸收，因此，病毒性肝炎患者應進食足量的蛋、奶、瘦肉及豆類食物。但在肝功能極度低下時，應限制蛋白質的攝入，

因為大量進食高蛋白質食物，可使血氨過高，肝臟無能力將血氨迅速轉變為尿素，易誘發肝昏迷等中毒反應。

❷ **富含維生素的食物**

病毒性肝炎患者宜增加穀類、豆類及新鮮水果、蔬菜的攝入。穀類、豆類及新鮮水果、蔬菜中含有豐富的維生素 E、維生素 C、B 群維生素及微量元素鋅、錫、銅等，有利於肝細胞的保護和修復。

❸ **足夠的碳水化合物**

病毒性肝炎患者新陳代謝明顯增加，營養消耗增多，肝內糖原儲備不足，不利於病毒性肝炎的恢復，故病毒性肝炎患者應攝入足夠的碳水化合。但進食碳水化合物的量也不是「多多益善」，因為肝炎病毒既損害肝臟，也損害胰腺內的胰島，進食碳水化合物過多，則易誘發糖尿病。此外，食用過多的碳水化合物還會在肝臟內合成中性脂肪，導致脂肪肝，加重肝臟功能的損害。

❹ **低脂肪飲食**

肝臟患病時，機體消化、吸收與代謝功能減退，如果食入高脂肪食物（如肥肉、油炸食物等）後不僅不易消化、吸收，還會增加肝臟負擔，使脂肪在肝臟內堆積而形成脂肪肝。因此，病毒性肝炎患者適宜低脂肪飲食。

❺ **宜少量多餐**

每餐不要吃得過飽，以免加重上腹部不適，或因肝臟分泌過度旺盛，增加肝臟負擔。在三餐外，還可加 2 ～ 3 次點心。

❻ **猴頭菇**

猴頭菇中支鏈氨基酸含量較高，有利於糾正肝功能障礙所表現的支鏈氨基酸減少及芳香族氨基酸增多。猴頭菇富含鋅、銅、錳、鈣等，鋅有阻礙細胞膜脂質過氧化作用，從而保護肝細胞使其免受損傷，故宜多食。

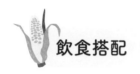

飲食搭配

① **蘿蔔與豬肝**

將兩者一起炒食，有補肝清熱、寬中下氣之功效，適用於病毒性肝炎證屬肝氣鬱結者。

② **荸薺與公雞**

公雞和荸薺一起燉至雞肉爛熟，喝湯吃雞肉、荸薺，每週 1 次。有補氣填精、化滯消積之功效，適用於病毒性肝炎證屬肝腎陰虛者。

③ **山楂與甲魚**

甲魚與生山楂共煮至甲魚肉爛熟即可食用，每週 1 次。有理氣活血之功效，適用於病毒性肝炎證屬瘀血停滯者。

食療方

🌿 **雞骨草煲豬脾**：雞骨草 30 g，豬脾臟 150 g，生薑 6 g。三者共煮成湯飲用。清熱祛濕，舒肝補脾。適用於肝膽濕熱型肝炎，症見口苦、食慾減退、噁心、目黃、舌苔黃膩。

🌿 **玉米鬚茵陳湯**：玉米鬚、茵陳、車前草各適量，加水，濃煎去渣，加白糖適量，每次服 200cc，每日 3 ～ 5 次。適用於淤膽型肝炎。

🌿 **枸杞雞蛋羹**：雞蛋 1 個，去殼，加枸杞子、鹽少許，加水適量攪勻，隔水蒸熟後食用。適用於慢性肝炎。

🌿 **泥鰍燉豆腐**：泥鰍、豆腐各適量，泥鰍洗淨去腸，煎熟後與豆腐加適量水共燉，熟後調味即可。每週 1 ～ 2 次。適用於慢性重型肝炎，有退黃利水的作用。

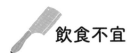 **飲食不宜**

1 污染的食物或飲用水

肝炎病毒從腸道排出後，主要經口傳染。其爆發流行主要透過污染的食物或水而引起，如中國上海市曾因食用被污染的毛蚶引起大流行。農村多見井水污染而引起小型爆發，其發病與飲用生井水或河水有關。

2 高脂肪、高糖飲食

肝臟患病時，機體消化、吸收與代謝功能減退，患者常出現腹脹、腹瀉、噁心、嘔吐等消化功能障礙症狀。如果食用高脂肪、高糖食物，不僅加重肝臟負擔，還可使脂肪在肝臟內堆積而形成脂肪肝。

3 辛辣、肥膩食物

中醫認為，肝炎的病機是濕熱疫毒為患。辛辣（辣椒、大蒜）、肥膩之物（肥肉、動物油）易助濕生熱，加重肝膽濕熱使病情纏綿不愈，故應禁忌食用。

4 酒

酒可以直接損傷肝細胞使肝病惡化，長期大量飲酒，酒精進入肝細胞內，先在乙醇脫氫酶和微粒體乙醇氧化系統作用下轉變為乙醛，繼而乙醛再轉變為乙酸，在此轉變過程中，肝細胞內的粒線體三羧酸循環受抑制，從而使脂肪氧化減弱，肝內脂肪酸合成增多，超過肝臟的處理能力而形成脂肪肝，加重肝細胞的損害。常喝酒可導致酒精性肝硬化等不良後果。

5 高嘌呤及含氮食物

因嘌呤代謝需在肝內氧化生成尿酸經腎臟排出；含氮浸出物，如肉湯、魚湯、雞湯等食後也要在肝內代謝後變成廢物排出體外。肝炎患者肝功能低下，食用這類食物後會增加肝臟負擔，導致肝功能損傷加重，使患

者難以康復，故需忌之。高嘌呤食物有豬肝、菠菜、黃豆、扁豆等。

⑥ **粗纖維食物**

粗纖維食物如圓白菜、大白菜、韭菜等能促進膽囊收縮素的產生，引起膽囊的強烈收縮，而膽道括約肌不能鬆弛，則影響膽汁的流出，妨礙肝臟代謝及消化系統的正常功能，故也應忌食。

⑦ **油煎、炒、炸食物**

由於脂肪燃燒產生丙烯醛，此為一種具有刺鼻臭味的氣體，它能經血液循環至肝臟，刺激肝實質細胞。瑪律沙卡教授認為，丙烯醛能反射性引起膽道痙攣，並刺激膽道，減少膽汁分泌，不利於肝臟代謝進行，故病毒性肝炎患者不宜食用油煎、炒、炸食物。

⑧ **棉籽油**

肝臟是人體中最主要的解毒器官，棉籽油中所含的有毒成分棉酚等都需要肝臟分解代謝，肝功能不良者食用棉籽油可加重肝臟負擔而誘發肝病。實驗表明，長期食用棉籽油可使肝細胞萎縮，肝臟脂肪變性。故病毒性肝炎患者不宜食用棉籽油。

⑨ **南瓜子**

南瓜子食用後對肝、肺、腎等臟器都有一定的病理損害，對肝臟的損害最為明顯，可使肝內糖原減少，脂肪增加，南瓜子中所含的南瓜子氨酸有使肝細胞輕度萎縮的作用，肝炎患者食用則更會加重肝臟損害，故病毒性肝炎患者不宜食用南瓜子。

CHAPTER

2

外科
常見疾病

1 急性闌尾炎

急性闌尾炎是腹部外科最常見的急腹症。其病因有三：闌尾是管腔窄細、彎曲、開口狹小的盲管器官，壁內含有豐富的淋巴組織，闌尾的動脈終末血管血供較差，易於導致管腔梗阻和缺血；闌尾腔梗阻，糞石、糞渣、異物、蛔蟲進入闌尾不易排出，以致管腔阻塞；細菌可經黏膜侵入管壁引起感染。本病應採取手術及抗感染治療。

🍅 飲食建議

1 半量流質飲食

術後第 2～3 日，腸功能恢復後，宜給予半量流質飲食，如米湯、菜汁、果汁，每次 100～125cc，每日 6～7 次。

2 流質飲食

術後第 4～5 日宜給流質飲食，每次 200～250cc，每日 6～7 次，如雞蛋湯、米湯、藕粉、牛奶、蒸蛋等。

3 半流質飲食

術後第 6～7 日，宜給半流質飲食，如細麵條、餛飩、雞蛋湯、蒸蛋等。

④ 軟飯與普通飲食

手術1週經進食半流質飲食如無不適，宜改為軟飯，2週後改為普通飲食。

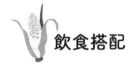 飲食搭配

① 香菇與荸薺

香菇能補氣益胃、滋補強身，有降壓調脂的功效。荸薺具有清熱化痰、消滯等功效。兩者搭配，具有調理脾胃、清熱生津的作用。常食能補氣強身、益胃助食，適於脾胃虛弱、食慾減退及濕熱等患者食用。

② 花椰菜與蠔油

兩者同食，能健脾開胃、益氣壯陽、防癌抗衰，適於性慾低下、疲勞症候群及癌症的防治。

③ 蓴菜與鯽魚

蓴菜為睡蓮科植物，是珍貴蔬菜之一，富含多種維生素和礦物質，有防癌、降壓、調脂作用。與鯽魚搭配食用，可為機體提供豐富的營養，並能和胃調中、補虛利火、消炎解毒。

④ 番茄與山楂

番茄有健脾消食的功效，若配以具有同樣功效的山楂，則能消食導滯、通脈散瘀、降壓調脂。適於高血脂、高血壓、腸吸收不良症候群等患者食用。

食療方

- **芹菜瓜仁湯**：芹菜 30 g，冬瓜仁 20 g，藕節 20 g，野菊花 30 g。水煎，每日分 2 次服。適用於瘀滯型急性闌尾炎，症見微熱、右中下腹脹悶、噁心噯氣、食慾減退，大便或秘結，尿或黃，舌質略紅，苔薄白，脈弦緊。

- **桃仁薏仁粥**：桃仁（去皮、尖）10 g，薏仁 30 g，粳米 50 g。三者加水同煮粥至極爛服用。適用於瘀滯型急性闌尾炎，症見微熱、右中下腹脹悶、噁心噯氣、食慾減退，大便或秘結，尿或黃，舌質略紅，苔薄白，脈弦緊。

- **冬瓜仁苦參湯**：冬瓜仁 15 g，苦參 30 g，甘草 10 g，蜂蜜適量。前三味水煎，調蜂蜜飲服。適用於濕熱型急性闌尾炎，症見發熱，腹痛加劇、拒按、口乾欲飲、唇紅，大便秘結，小便黃短，舌質紅絳，苔黃膩，脈滑數。

- **蛇舌草敗醬草湯**：白花蛇舌草 30 g，敗醬草 20 g，蜂蜜適量。前兩味水煎，調入蜂蜜飲服。適用於濕熱型急性闌尾炎，症見發熱，腹痛加劇、拒按、口乾欲飲、唇紅，大便秘結，小便黃短，舌質紅絳，苔黃膩，脈滑數。

- **敗醬草湯**：敗醬草 30 g，忍冬藤 20 g，桃仁 10 g，薏仁 30 g。水煎，每日分 2 ～ 3 次服。適用於濕熱型急性闌尾炎，症見發熱，腹痛加劇、拒按、口乾欲飲、唇紅，大便秘結，小便黃短，舌質紅絳，苔黃膩，脈滑數。

飲食不宜

① **非手術時**

Ⓐ 脹氣食物：如牛奶、黃豆及其豆製品、甘薯、馬鈴薯、豌豆、蕎麥麵等，應忌食。

Ⓑ 高纖維食物：如芹菜、菠菜、大白菜、香椿、蒜苗、韭菜、韭黃、香菜、雪裡蕻、冬筍、毛筍等，應忌食。

Ⓒ 油膩食物：如雞湯、肉湯、羊湯、肥肉、排骨湯、甲魚、火腿、鴿肉等，應忌食。

Ⓓ 發物：如羊肉、筍乾、大蔥、南瓜、牛肉、辣椒、蒜苗等，應忌食。

❷ **手術後**

Ⓐ 禁食：術後 24 小時內應嚴格禁食。

Ⓑ 粗糙食物：手術第 5 ～ 6 日後忌食雞肉、火腿及各種蔬菜做的湯；10 日後可飲湯。

Ⓒ 發物：手術 2 周後，儘管恢復良好，已經拆線，但這段時間機體抵抗力還是很弱的，炎症發生的危險依然存在。此時必須禁食羊肉、牛肉、大蔥、南瓜、香菜、熏魚、熏肉、辣椒、韭菜、蒜苗、淡菜等。

Ⓓ 變質、不潔食物：污染、變質的食物含有大量的細菌及毒素，對胃黏膜有破壞作用，應絕對禁食。

Ⓔ 油膩、韌性食物：油膩、韌性食物不易消化，食用後會加重胃的負擔和胃黏膜的損傷，故應忌食。

Ⓕ 性寒食物：性寒食物傷胃，食後可損傷消化系統功能，故患者不宜食用。

Ⓖ 性熱食物：性熱食物食後會資助胃熱，使病情加重，故不宜食用。

2 膽囊炎

膽囊炎是因濃縮的膽汁、胰液的化學刺激或細菌感染造成的膽囊炎症，有急、慢性膽囊炎兩種。膽囊內結石阻塞膽囊管，膽汁排出不暢，損傷膽囊黏膜，繼發感染而造成急性結石性膽囊炎。本病應採取手術及抗感染、利膽治療。

 飲食建議

本病急性期宜採用高糖類流質飲食或半流質飲食，如藕粉、米湯、稀粥、果汁、青菜湯等。症狀緩解、炎症消失後，可吃低脂清淡飲食，每日應限制脂肪總量在 40 g 以內。日本醫學家主張每日脂肪總量在 25 g，以植物油為好。植物油具有良好的利膽作用，對慢性膽囊炎有一定的治療意義。

❶ 適量的蛋白質：肝膽相連，為了防止肝組織受損，適當攝取優質蛋白質是必要的，可吃豬瘦肉、魚、雞和豆製品等。

❷ 少量多餐：少食可減輕消化系統負擔，多餐可刺激膽汁分泌，膽汁流出通暢，有助於膽道內炎性物質的引出，減輕症狀，緩解疼痛。

❸ 多飲水：可以稀釋膽汁，促進膽汁排出。這樣不僅有利於消炎利膽，而且還有利於排出膽管內的細菌及其他有害物質。

④ 少渣、易消化的蔬菜：如蘿蔔、番茄、花椰菜、白菜心、冬瓜、茄子等。

⑤ 症狀減輕，精神好轉，宜吃半流質飲食：如粳米稀飯、蒸蛋、細麵條、餛飩，以及麵包、餅乾、豆腐、肉末、青菜末、菜泥等，每日 4 ～ 5 餐。

⑥ 病情恢復期，食慾增加，消化良好，宜吃饅頭、燒餅、米飯、麵條等。

⑦ 烹調應採用蒸、煮、燴、燉的方法：這樣烹製的食物最容易消化。患者每次的進食量應適當控制，以避免胃壁過度擴張而出血。一定要養成定時、定量的飲食習慣，這樣可使胃腸消化、吸收能力增強。

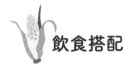 ## 飲食搭配

① **圓白菜與黑木耳**
圓白菜中含有多種微量元素和維生素，有助於增強機體免疫力。黑木耳有補腎壯骨、填精健腦、健脾胃通絡的作用。兩者搭配，對膽囊炎患者有益。

② **黑木耳與大棗**
黑木耳與大棗加適量水煎湯服食，適用於膽囊炎證屬瘀血阻絡者。

③ **佛手與核桃仁**
鮮佛手、核桃仁用開水沖泡，代茶飲，有舒肝健脾、理氣止痛之功效。

食療方

🌿 **番茄豆腐素湯麵**：掛麵 100 g，番茄、豆腐各適量。按家常做法做成湯麵，不放油或放少許香油。作主食溫熱食之。開胃消食，適用於慢性膽囊炎患者。

- **素菠菜**：鮮菠菜 250 g，雞內金 10 g，香油、鹽各適量。鮮菠菜放進開水中略燙幾分鐘後撈出，雞內金研粉，加香油、鹽拌勻。佐餐食用。適用於急性膽囊炎患者。

- **泥鰍燉豆腐**：泥鰍 500 g，豆腐 250 g，鹽、黃酒各適量。泥鰍處理乾淨後加鹽、黃酒、水適量，燉至五分熟，加入切塊的豆腐，再燉至魚熟爛即可。喝湯，食豆腐及泥鰍。清熱利濕和中，適用於慢性膽囊炎患者。

- **薺菜湯**：薺菜、蜜棗各 50 g。薺菜洗淨切碎，蜜棗去核，加水煎煮，至菜、棗如泥時停火。調味後食用。適用於急性膽囊炎患者。

- **大棗雞骨草湯**：大棗 60 g（去核），雞骨草 30 g。加水八碗煎至兩碗，溫服。適用於黃疸、肝炎、膽囊炎、膽結石等症。

- **桃仁粥**：桃仁 12 g，粳米 50 g。先將桃仁搗爛如泥，加水研汁去渣，與粳米共煮為稀粥。可加白糖食用。3 ～ 5 日為一個療程。適用於急性膽囊炎患者。孕婦和便稀者不宜食用。

- **雞內金粥**：粳米 100 g，雞內金 5 ～ 6 g，白糖適量。將雞內金用小火炒至黃褐色，研為細粉。先將粳米、白糖入鍋內，加水 800cc 左右，煮至粥將成時，放入雞內金粉，再煮一沸即成。每日早晚溫服。健脾消食，適用於慢性膽囊炎患者。

- **黃瓜薏米粥**：黃瓜（洗淨，切片）1 根，薏仁 50 g，粳米 100 g。先將薏仁、粳米煮成粥，加入黃瓜片煮 2 ～ 3 分鐘即可。可作早晚餐食用。健脾清熱利濕，適用於慢性膽囊炎患者。

- **溪黃草泥鰍湯**：溪黃草 30 g，泥鰍 250 g，生薑 4 片。泥鰍用開水洗去黏液及血水，與溪黃草、生薑一起入鍋，加清水適量，大火煮沸後用小火煮 1 ～ 2 小時，調味即可。隔日 1 次，飲湯食泥鰍。清利濕熱，適用於慢性膽囊炎患者。

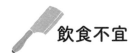 飲食不宜

❶ 脂肪

膽囊炎的發作常在飽餐（尤其是油膩食物）後的晚上或清晨。這是因為消化脂肪需要大量的膽汁，而患者由於膽囊炎症及膽內結石的存在，在膽囊急速收縮時會產生疼痛，如遇結石梗阻，則絞痛更為劇烈，並伴有噁心、嘔吐。慢性膽囊炎患者在多食脂肪後，會出現隱痛，並有消化不良的表現，如噯氣、腹脹、厭食油膩等。故患者每日脂肪量應限制在 40 ～ 50 g 以內，應忌食肥肉、豬油、黃油、奶油等。

❷ 膽固醇高的食物

膽固醇的代謝需要肝臟大量的工作，如代謝不完全，又可成為結石的重要原料。研究證明，膽結石的主要成分 90% ～ 99% 系膽固醇構成，故忌多食膽固醇含量高的食物。這類食物主要有動物內臟、蚶、蟹黃、鯽魚、松花蛋、鹹鴨蛋、雞蛋黃、魷魚、蝦皮等。

❸ 濃烈調味品

如川椒、辣椒、辣油等，可促進膽囊收縮素的生成，引起膽囊強烈收縮，但膽管口括約肌不能鬆弛，而影響膽汁流出，故應忌食。

❹ 油炸食物

因脂肪在高溫下產生丙烯醛，它能反射性地引起膽管痙攣，對膽管疾病不利，故應禁食。

❺ 過冷、過熱的食物

溫的食物能使膽管口和膽管壁的肌肉鬆弛，有利於膽汁排出，而過冷或過熱的食物可使膽管括約肌痙攣，從而引起膽囊區隱痛和絞痛，故應忌食。

⑥ 引起脹氣的食物

膽囊炎患者常因脹氣而病情加重，故凡引起脹氣的食物應忌食。這類食物有芹菜、韭菜、大豆、馬鈴薯、紅薯、竹筍、蒜苗、大蒜等。

膽結石

膽結石是指膽囊和膽管內結石形成，以 40 歲以上、肥胖者、女性多見。其發病與膽汁淤積、膽管感染、膽固醇代謝紊亂有關。膽結石按部位分為：① 膽囊結石；② 膽總管結石；③ 肝內膽管結石。按成分分為：① 膽固醇結石，多原發於膽囊；② 膽紅素結石，多原發於肝內膽管；③ 混合性結石，多原發於膽囊。如繼發感染可造成急性結石性膽囊炎。臨床表現為膽絞痛、寒顫、高熱、黃疸、肝腫大等。本病應採取手術取石、碎石及藥物治療。

 飲食建議

① 重視早餐

不少人不重視早餐，經常不吃早餐，長此以往，容易導致膽結石。

② 適當攝取優質蛋白質

飲食中可吃些豬瘦肉、魚、雞和豆製品，以增加優質蛋白質的攝入量。

③ **少量多餐**

少食可減輕消化系統負擔，多餐可刺激膽汁分泌，膽汁流出暢通，有助
於膽管內炎性物質的排出，緩解疼痛。

④ **多飲水**

可以稀釋膽汁，促進膽汁排出，這樣不僅消炎利膽，而且還有利於排出
膽管內的細菌及其他有害物質。

⑤ **常食黑木耳**

黑木耳具有化解體內結石的功效。這主要是因為黑木耳所含的發酵素和
植物鹼能夠促進消化道與尿道內各種腺體的分泌，潤滑管壁，促使結石
排出。此外，黑木耳所含的多種無機鹽能夠促使結石產生化學反應而分
解。結石患者，每日宜吃 1 ～ 2 次黑木耳。

⑥ **含維生素 A 的食物**

膽囊上皮細胞的脫落能助長膽石形成。維生素 A 能保持膽囊上皮細胞組
織的健全。富含維生素 A 的食物有番茄、胡蘿蔔、玉米、魚肝油等。特
別是胡蘿蔔，既能利膽，又能幫助脂肪的消化、吸收。因此，膽結石患
者宜常吃富含維生素 A 的食物。

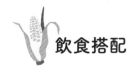 **飲食搭配**

參見「膽囊炎」相關內容。

食療方

- **雞膽汁黃瓜藤飲**：新鮮雞膽 1 個，黃瓜藤 100 g。黃瓜藤洗淨，煎水 100cc，沖服雞膽汁。適用於膽結石、膽囊炎患者。素體虛寒者不宜用。

- **姜醋湯**：生薑 100 g，米醋 250cc。生薑切成絲，浸泡于米醋內備用。每次食醋 10cc，每日 2 次。適用於膽結石、膽囊炎患者。

- **紅豆鯉魚湯**：鯉魚 1 條（處理乾淨），紅小豆 120 g，陳皮 6 g，加水煮爛食用。清熱利濕、解毒，適用於膽結石、膽囊炎患者。

- **芹菜粳米粥**：芹菜連根 120 g，粳米 250 g。芹菜洗淨切碎，同粳米煮粥，溫熱飲服，每日 2 次。適用於膽結石患者。

- **菱米粥**：鮮菱米 30 g。水煎後服食，每日 2 ～ 3 次。清熱利膽、退黃，適用於膽結石患者。

- **核桃麵**：核桃仁 120 g，冰糖 120 g，香油適量。用香油炸核桃仁，與冰糖共研細麵。每次 60 g，溫開水送服，每日 4 次。亦可將核桃仁與冰糖蒸食。適用於氣滯型及濕熱型膽結石患者。

- **冬瓜湯**：冬瓜皮 60 ～ 90 g（鮮品加倍）。加水濃煎，每次飲 1 碗（約 300cc），日飲 3 ～ 4 次。適用於膽結石、膽囊炎患者。

- **蘑菇豆腐**：豆腐 60 g，胡蘿蔔 10 g，竹筍 10 g，蘑菇 10 g，蔥 5 g，米飯 200 g，湯汁、醬油、鹽各少許。將豆腐切成 3 公分左右的小塊；胡蘿蔔洗淨後切去尾端，然後切成薄片；竹筍去根後去殼，洗淨，切成小塊；蘑菇去蒂洗淨，然後切成兩半；蔥切成細絲。砂鍋內加入足夠的湯汁，將以上原料（醬油、鹽除外）加進去，用小火燉煮，待將煮熟時加入醬油、鹽少許調味即成。適用於膽結石、膽囊炎患者。

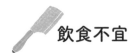 飲食不宜

❶ 高糖飲食

膳食中糖攝入過多，是誘發膽結石的重要原因。糖類進入人體後血糖過高時，胰島 B 細胞便分泌胰島素進行調節，使血糖轉化為糖原貯存於肝臟中，以維持血糖濃度相對穩定。所以，糖攝入過多，會刺激胰島素大量分泌，而胰島素能增加膽固醇含量。膽固醇濃度過高，則會凝集析出，形成膽固醇結石。因此，為防治膽結石應忌高糖飲食，尤其是體形偏胖的中年女性，更應少吃含糖高的食物。

❷ 精米、精麵

過食此類食物會增加膽汁中膽固醇的濃度，使膽固醇沉澱而形成結石。

❸ 飲食不潔

科學研究證實，部分膽結石是以蛔蟲卵和蛔蟲殘體為核心的。膽結石主要是因飲食不潔而患蛔蟲症，蛔蟲進入膽管等處產卵或死亡而形成結石。膽結石患者平時更需注意飲食衛生。

❹ 高脂肪飲食

在膽結石的急性期，應忌高脂肪飲食，尤其是動物性油類，以免增強膽囊收縮，刺激膽囊壁而引起上腹部不適，甚至發生膽絞痛；在膽結石症緩解期可進食低脂飲食。

❺ 煙、酒、濃茶、咖啡

其所含的許多物質，均能刺激胃壁並使胃酸大量分泌，導致膽囊收縮素的產生，使膽管口括約肌痙攣，造成膽汁排出受阻，從而誘發膽絞痛，故本病患者應忌食。

⑥ 草酸和鈣

要儘量少吃含草酸較多的食物，如菠菜、核桃仁、花生、巧克力等。而過食含鈣量較多的食物，也容易形成結石。

⑦ 酸味食物

如醋、山楂、李子、青蘋果、楊梅等，可刺激十二指腸分泌大量膽囊收縮素，容易引起膽絞痛，故忌較多食用。

⑧ 暴飲暴食

暴飲暴食可引起膽汁的大量分泌和膽囊劇烈收縮，易造成膽囊炎和膽絞痛，故應禁忌。

4 急性胰腺炎

胰腺炎是胰酶在胰腺內被啟動後引起胰腺組織自身消化的化學性炎症，是由於膽管蛔蟲、膽結石等因素引起胰管梗阻、胰液外溢或炎症感染所致。胰腺炎臨床分為急性和慢性兩種。急性胰腺炎臨床上以急性腹痛、噁心、嘔吐、發熱、血與尿澱粉酶增高為特點。病情輕重不等，輕者以胰腺水腫為主，病情有自限性，數日後可完全恢復，預後良好。少數病例病情嚴重，胰腺出血壞死，伴腹膜炎、休克等各種併發症，病死率高。慢性胰腺炎臨床表現為消化不良、腹痛、腹部包塊、腹瀉消瘦、黃疸、糖尿病等。本病應採取積極藥物治療，嚴重者應採取手術治療。

🍅 飲食建議

　　急性胰腺炎早期應禁食及胃腸減壓以減少胃酸與食物刺激胰腺分泌，症狀緩解之後，宜進食一些無脂、低蛋白飲食，如米湯、稀藕粉、稀麵湯、果汁等。待病情好轉後，可改低脂流質飲食，如豆漿、雞湯、蛋湯等。以後可逐漸改食低脂半流質飲食，少量多餐，並供給含維生素豐富的食物，如富含維生素 C 的蔬菜、水果，富含 B 群維生素的瘦肉、乳類、蛋類等。與此同時，應注意患者的反應，如感到疼痛，說明飲食中脂肪含量偏高，應適當減少脂肪，必要時蛋白質量也應減少。此外，胰腺炎患者在禁食後，常出現電解質紊亂，如鉀、鎂、鈉、鈣下降，所以，飲食中應注意及時補充電解質，可多進食一些鮮蘑菇湯、菜汁、果汁等。飲食方法應少量多餐，每日 5 ～ 6 餐，每餐選 1 ～ 2 種軟而易消化的食物。宜採用蒸、煮、燴、汆等烹調方法，烹調時儘量不用油。

　　慢性胰腺炎患者的飲食原則是高蛋白、高糖類、高維生素、低脂肪、易於消化、少刺激性，以減輕胰腺負擔。慢性胰腺炎患者可吃些不含脂肪的低蛋白流食，如果汁、米湯、藕粉、麵湯、蜂蜜水、番茄汁、菜湯、綠豆湯、西瓜汁等，待病情好轉後，宜改用低脂流質飲食，如豆漿、米粥、去脂牛奶、雞蛋湯等。隨著病情的穩定，食慾增加，消化功能改善，可逐步改食低脂半流飲食，少量多餐，以每日 5 ～ 6 次為宜。採用蒸、煮、燴、燉等烹調方法，儘量減少脂肪的攝入，以利消化、吸收。蛋白質每日應攝入 50 ～ 60 g，可選食含脂肪少而蛋白質含量高的食物，如魚、蝦、雞肉、牛肉、雞蛋清、豆類等。飲食應供給含維生素 A、維生素 C 豐富的新鮮蔬菜和水果，以滿足機體需要。

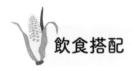

飲食搭配

❶ 山楂與麥芽

兩者加入粳米、適量水,一起煮成稀爛粥食用,有化食消積、活血功能,對慢性胰腺炎患者有益。

❷ 山藥與茯苓

兩者一起煮粥,具有益氣健脾之功效,適於慢性胰腺炎患者食用。

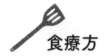

食療方

🍃 **栗子糕**:生板栗 500 g,白糖 250 g。將板栗放鍋內水煮 30 分鐘,冷卻後去皮放入碗內再蒸 30 分鐘,趁熱加入白糖後壓拌均勻成泥狀,再以塑膠蓋為模具,把栗子泥填壓成泥餅狀即成。可連續服用。益胃、補腎,適用於急性胰腺炎患者。

🍃 **豆豉瘦肉大棗湯**:淡豆豉、豬瘦肉各 50 g,大棗 7 枚。將淡豆豉、豬瘦肉、大棗放入 9 碗水中煎 6 小時後剩 1 碗時即成。每日 1 次,每次 1 劑,可連服 3 個月。清熱解毒、活血,適用於急性胰腺炎患者。

🍃 **萊菔子飲**:萊菔子 60 ～ 90 g。濃煎湯汁分服。適用於急性胰腺炎患者。

🍃 **瓜蒂散**:陳南瓜蒂適量。取成熟南瓜陰乾後取蒂,用炭火煨紅,立即用瓷碗蓋上防止成炭,15 分鐘後將其研成細末即成。每日 2 個南瓜蒂,清晨用溫開水服下。補脾解毒、活血散瘀,適用於急性胰腺炎患者。

🍃 **蓮子雪梨紅糖水**:蓮子、梨、紅糖各適量。將乾蓮子泡發後放在煲裡用慢火煮;待蓮子快軟爛時,放入去皮的梨肉,待梨燉爛後,加入適量的紅糖煮 2 分鐘即可。適用於急性胰腺炎患者。

🌿 **馬鈴薯（鮮）**：馬鈴薯適量。將馬鈴薯洗淨，切碎，搗爛，用炒布包擠取汁，空服 1 ～ 2 匙，適加蜂蜜，每日服 2 ～ 3 次。適用於急性胰腺炎患者。

🌿 **山楂荷葉茶**：山楂 30 g，荷葉 12 g。兩者加清水二碗煎至一碗，去渣分服。適用於急性胰腺炎患者。

🌿 **京糕小粥**：山楂糕（京糕）750 g，小米 25 g。將山楂糕切成條或片，待小米粥八分熟時放入。待小米粥熱時，可食用。適用於急性胰腺炎恢復期。

🔪 飲食不宜

❶ 暴飲暴食

暴飲暴食是引起胰腺炎的常見原因之一。因大量飲食，尤其是進食高蛋白飲食會引起胰酶分泌增加，胰酶會促進胰液分泌，加重病情。

❷ 飲酒

飲酒後，可使胰腺分泌旺盛，管內壓力增高，致使胰液溢入間質而引起急性胰腺炎。飲酒還能刺激食管及胃黏膜，引起食管炎和胃黏膜病變，甚至誘發消化道潰瘍，膽道口括約肌痙攣，導致胰腺管阻塞，而使腺泡破裂，胰酶溢出而引起胰腺炎。

❸ 菠菜

菠菜能刺激胰液分泌，使急性胰腺炎患者病情加重，故不宜食用。

❹ 辛辣、刺激性食物

胰腺炎中醫辨證多屬實證、熱證，辛辣、刺激性食物如辣椒、辣醬、大蔥、洋蔥、生薑、芥末等辛溫助熱，易使症狀加重或復發。

⑤ **豬脂**

膽囊炎、膽結石及胰腺炎患者不宜食用，本品為純油脂食物，食後容易誘發膽囊炎、胰腺炎，加重患者病情。

⑥ **牛奶**

牛奶中含有脂肪，因此，飲用牛奶會加重膽囊和胰腺的負擔，使膽囊炎和胰腺炎症狀加重。

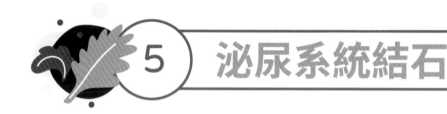

5 泌尿系統結石

泌尿系統結石可分為腎結石、輸尿管結石、膀胱結石、尿道結石。本病與環境因素、全身性疾病及泌尿系其他疾病有密切關係，因機制未完全明瞭，缺少理想的預防方法，治療後可能復發。

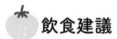 **飲食建議**

① **大量飲水**

不論何種結石患者，每日飲水量應在 2000cc 以上，最好是 3000 ～ 4000cc，並且保持一定的夜間尿量，要求睡前飲水 500cc，夜間起床排尿後再飲水 200cc。

②　鹼性食物

適於草酸鈣結石患者，食後可鹼化尿液，如番茄、黃瓜、蘿蔔等。

③　酸性食物

適於磷酸鈣和磷酸鎂銨結石患者，食後以酸化尿液，如米飯、麵包、麵條等。

④　低嘌呤飲食

適於尿酸結石患者，宜多吃雞蛋、牛奶、水果、蔬菜，有利於尿液鹼化。

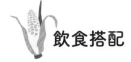 **飲食搭配**

①　圓白菜與黑木耳

圓白菜中含有多種微量元素和維生素，有助於增強機體免疫力。黑木耳有補腎壯骨、填精健腦、健脾胃通絡的作用。兩者搭配，對患者有益。

②　黑木耳與大棗

黑木耳與大棗加適量水煎湯服食，適用於證屬瘀血阻絡者。

③　佛手與核桃仁

鮮佛手、核桃仁用開水沖泡，代茶飲，有舒肝健脾、理氣止痛之功效。

④　蔥與豬蹄

蔥洗淨，豬蹄 1 個，加水適量，熬湯喝。可補腎壯骨健脾。

食療方

🌿 **葵心茶**：向日葵梗心 100 公分，剪成 3 公分長的小段，水煎服，每天 1 劑，連服 1 個月。適用於結石伴血淋患者。

🌿 **藕節冬瓜湯**：生藕節 500 g，冬瓜 1000 g。兩者洗淨切片，加水適量煮湯服。1 天服完。適用於泌尿系結石患者。

🌿 **玉米鬚茅根湯**：玉米鬚 30 g，白茅根 30 g，大棗 8 個。三者加水 1500cc，小火煮 30 ～ 40 分鐘，去渣取汁。每日 2 次，每次約 500cc，喝湯吃棗，1 個月為一個療程。用於輸尿管或膀胱結石初起。

🌿 **紅小豆雞內金粥**：紅小豆 100 g 煮粥，每次加雞內金末 3 g 服用，每日 2 次。利尿排石，適用於泌尿系結石患者。

🌿 **核桃粥**：核桃仁 100 g，粳米 100 g，冰糖 10 g。粳米加水燒沸後小火煮 30 分鐘，加核桃仁、冰糖，煮至熟爛即成。每日 3 次，當主食。補肺腎、排結石，適用於泌尿系結石患者。

🌿 **玉米鬚燉蚌肉**：玉米鬚 150 g，蚌肉 500 g，蔥、薑、料酒、鹽、胡椒粉、香油各適量。玉米鬚用水洗淨，入紗布袋中，紮緊口；蚌肉洗淨，切成薄片，與藥袋一同入砂鍋中，加蔥、薑、料酒，添入適量清水，大火燒開，小火煮至蚌肉熟爛，揀出蔥、薑、藥袋，加鹽、胡椒粉、香油等調味品拌勻，用於佐餐。瀉熱利尿，適用於膀胱濕熱不清之尿道或膀胱結石，對膽道結石也有一定作用。

🌿 **米酒炒田螺**：田螺 500 g，米酒 150 g，蔥、薑、鹽、油各適量。田螺用水養 3 天，吐盡泥水，用刀剪碎田螺尾部。炒鍋燒紅，下油燒沸，入田螺螄，加蔥、薑、米酒、鹽爆炒至熟，用於佐餐。清熱利尿，適用於尿道結石之小便不利、澀痛者。

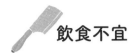 **飲食不宜**

①　對結石形成有直接影響的食物

 Ⓐ　含草酸鈣高的食物：草酸鈣結石患者應忌食菠菜、草莓、核桃仁、雪裡蕻、馬鈴薯、辣椒、胡椒等。

 Ⓑ　含磷和鈣高的食物：磷酸鹽結石患者應忌食牛奶、豆腐、蝦皮、海帶、肥肉、蛋黃等。

 Ⓒ　富含嘌呤的食物：尿酸鹽結石患者應忌食豬肉、肝、腎、蟹、豌豆、扁豆、蘑菇、花生、菠菜等。

②　糖

近年來證實，糖可促進泌尿系統結石的形成。因多食糖後，尿中鈣離子濃度、草酸及尿的酸度增加，特別是泌尿系統結石患者，這三者增加幅度特別明顯。而尿中鈣或草酸任何一種增加，就可促進結石形成；尿液酸度增加，可使尿酸鈣、草酸鈣等成分更易沉澱，形成結石。故泌尿系統結石患者要忌多吃糖。

③　啤酒

釀製啤酒的大麥中含有鈣、草酸等，能使尿中的尿酸增加，故忌多飲。

④　辛辣動火食物

白酒、蔥、韭菜、大蒜、辣椒等，能加重人體濕熱內蘊症狀，故應忌食。

⑤　肥膩之物和發物

泌尿系統結石尤其伴有血尿患者，忌吃肥膩、煎炒食物，以及蝦、蟹、牛肉、羊肉、雞肉等發物。

⑥　牛奶

泌尿系統結石患者忌在晚上飲用牛奶。泌尿系統結石為體內脫落的鈣或

攝入過多的鈣與酸性物質結合所致，限制鈣的攝入量是防止病情加重的必要措施。牛奶是含鈣量高的食物，人在睡眠後，尿量減少，尿液變濃，一般飲用牛奶後 2 ～ 3 小時，正是鈣通過腎臟排除的高峰時間，此時已開始入睡，濃縮的含鈣尿液極易再形成結石，加重病情。

6 前列腺增生症

前列腺增生症是老年男性常見病，發病率隨年齡增加而逐漸遞增。隨著我國居民生活濃度的不斷提高，平均壽命的延長，其發病率亦相應增加，大多數發病年齡為 50 ～ 70 歲，50 歲之前發生者少見。臨床表現為尿頻、排尿困難、血尿。可手術治療和藥物治療。

 飲食建議

❶ 含鋅豐富的食物

鋅的作用廣泛，在體內可增強抵抗力，增進食慾，防治前列腺肥大等。年過 50 歲的人，常吃含鋅多的食物，可預防本病。含鋅豐富的食物有南瓜子、核桃仁、花生、魚、貝殼類食物、豬瘦肉、牛奶、栗子、蘋果等。

② **蜂花粉製品**

服用蜂花粉及其製品，可促進前列腺組織血液循環，減輕水腫，提高療效，而且無不良反應。因為蜂花粉含有大量的氨基酸、微量元素和各種維生素，其中的丙氨酸、谷氨酸、甘氨酸對前列腺肥大有一定的療效。

③ **豆瓣醬**

豆瓣醬是降低前列腺增生及腸癌發病率的良藥，食之有益。

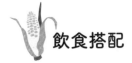
飲食搭配

① **綠豆與黑木耳**

膀胱有熱、尿道澀痛者，可用綠豆與黑木耳煎湯飲服。

② **通草、小麥與綠茶**

通草、小麥各適量，同放鍋內，加水 400cc，煮 15 分鐘，用汁沏綠茶 1 ～ 2 g，分 3 次飲用。

食療方

🌿 **核桃糖**：核桃仁 500 g，白糖 500 g。將白糖置鍋中，加水少許，小火煎熬至用鏟挑起成絲狀而不粘手時，停火，趁熱加入香油炸酥的核桃仁，調勻，倒盤中，待稍冷，壓平切塊即可。適用於前列腺增生症患者。

🌿 **補髓湯**：鱉 1 隻，豬脊髓 200 g，生薑、蔥、胡椒粉各適量。揭去鱉甲，去內臟和頭爪，放入鋁鍋內，加生薑、蔥、胡椒粉，用急火燒沸，再改用慢火將鱉肉煮熟，再放入洗淨的豬脊髓 200 g。適用於前列腺增生症患者。

牛奶蜜棗粥：牛奶 500 g，大棗 15 顆，蜂蜜 15cc，澱粉 20 g。大棗洗淨、煮熟、撈出，澱粉調成糊狀。牛奶煮開，放入大棗及澱粉羹，稍煮攪拌，離火時放入蜂蜜拌勻即成。補脾胃、益虛損、生津潤腸、止痛解毒，適用於前列腺肥大、慢性膽囊炎、便秘、腦血管意外、老人失智症等患者。

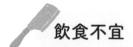
飲食不宜

❶ 發物

前列腺肥大患者對發物非常敏感，臨床常見食用發物後出現小便不通。這可能與發物進入人體後，刺激機體，使已經肥大的前列腺充血、水腫而壓迫尿道，導致小便淋漓不暢、排尿困難等症狀。常見的發物有羊肉、豬頭肉、鯽魚、蝦、南瓜、香菜、韭菜、蒜苗等，應忌食。

❷ 辛辣、刺激性食物

因其可使機體濕熱加重，前列腺充血腫脹，影響排尿，故應忌食辣椒、生薑等。此外，酒對本病也有很大的影響，特別是白酒，飲用後會使前列腺充血。

❸ 生冷食物

前列腺肥大遇熱性刺激會充血腫脹，而遇寒冷刺激又會收縮，導致尿液流通不利，故本病患者應忌食用生冷食物。涼菜在秋、冬季節亦會導致本病發生，故在天氣寒冷時，對拌涼菜等應忌食。

7 骨折

骨折通常分為閉合性骨折、開放性骨折及病理性骨折。閉合性骨折又稱單純性骨折，骨折處的皮膚沒有損傷，折斷的骨頭不與皮膚外界相通，從外形上看不出有骨折，但可看到局部形狀的改變。開放性骨折又稱複雜性骨折，骨折的局部皮膚破裂，骨折的斷面與外界相通，骨折端露在外面，能在皮外看到骨折斷端。病理性骨折是骨骼在病理病變（炎症、結核、腫瘤、發育異常、代謝異常）的基礎上，遭到輕微外力，造成骨折。治療的基本原則是：① 復位；② 固定；③ 功能鍛煉。

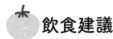 飲食建議

❶ **富含營養的食物**

適用於較小的骨折固定術後患者食用。食物要求高蛋白、高脂肪、高糖類，並富含維生素及無機鹽，以利於骨折的修復和癒合。

❷ **活血化瘀、消腫止痛的食物**

如薤白、薺菜、蔥、韭菜、蟹等，適用於骨折初期患者食用。

❸ **補益氣血、補肝腎、強筋骨的食物**

如枸杞子、龍眼、栗子、黑豆、鵪鶉、豬肉、牛肉、羊骨、牛骨等，適

用於骨折後期患者食用。

④ **易消化並富含營養的食物**

適用於創傷固定術後由於活動減少、食慾差、消化功能減弱患者食用。

⑤ **富含鈣、鎂、鋅等的食物**

如奶、蛋、瘦肉、黃綠色蔬菜及水果等，適用於骨折創傷術後患者食用。

⑥ **雞蛋殼**

將雞蛋殼洗淨，烘乾，碾成粉，每次 15 g，每日 2 次。具有制酸、止血作用，適用於骨折癒合遲緩者。

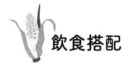 # 飲食搭配

骨折患者可能需要補充鋅、鐵、錳等礦物質。這幾種礦物質，有的是參與組成人體代謝活動中的酶；有的是合成骨膠原和肌紅蛋白的原料。骨折後患者體內礦物質的血清濃度均明顯下降。因此，骨折早期適當補充，可有利於骨折癒合。動物肝臟、海產品、黃豆、葵花籽、蘑菇含鋅較多；動物肝臟、雞蛋、豆類、綠葉蔬菜、小麥、麵包含鐵較多；麥片、芥菜、蛋黃、乳酪含錳較多。

適當多吃一些辣椒、番茄、莧菜、青菜、圓白菜、蘿蔔等維生素 C 含量豐富的蔬菜，以促進骨痂生長和傷口癒合。

骨骼主要由有機物和無機物構成。無機物中比例最高的是鈣，人體內 99% 的鈣集中在骨骼內。老年人因骨質疏鬆發生骨折，在治療骨折的同時，必須積極補鈣，同時還要補充維生素 D，以協助吸收鈣。骨頭湯營養豐富，既含蛋白又含鈣質，是價廉物美的補鈣食物。

食療方

- **紅小豆竹筍湯**：紅小豆 100 g，綠豆 100 g，竹筍 30 g。將紅小豆、綠豆、竹筍分別洗淨，置鍋中，加清水 500cc，急火煮開 3 分鐘，小火煮 20 分鐘，分次食用。消腫活血、逐血利濕，適用於骨折早期，局部腫脹明顯者。

- **鯽魚湯**：鯽魚 1 條，黃酒、薑、蔥、鹽各適量。鯽魚去內臟及鱗，洗淨，置鍋中，加清水 500cc，加黃酒、薑、蔥，急火煮開 3 分鐘，再改小火煮 20 分鐘，加鹽，分次食用。鯽魚為補脾利水養生之品，食之可以益脾胃、利水濕，因此本方有健脾利水之功效。適用於骨折中後期，兼脾胃不和者。

- **豬腎湯**：豬腎 1 對，黃酒、薑、蔥、鹽各適量。豬腎剖開，洗淨，用開水浸泡 1 小時，去浮沫，切成小片，置鍋中，加清水 500cc，加黃酒、薑、蔥、鹽，急火煮開 3 分鐘，小火煮 20 分鐘。分次食用。補腎養血，適用於骨折後期，伴有腰酸者。

- **生荸薺飲**：生荸薺 100 g。荸薺洗淨，去皮，搗爛，加少許清水，煮開即飲，代茶食用。清熱化瘀、消積，適用於骨折早期，伴發熱者。

- **芡實蓮子粥**：核桃仁 20 g，芡實 18 g，蓮子 18 g，粳米 60 g。將核桃仁、芡實、蓮子、粳米共加水適量煮粥服食。適用於骨折癒合遲緩者。

飲食不宜

①　盲目補鈣

鈣是構成骨骼的重要原料，有人以為骨折後補充鈣能加速斷骨的癒合，

但科學研究發現，增加鈣的攝入量不僅不能加速斷骨的癒合，而且對於長期臥床的骨折患者還有引起血鈣增高的危險，可同時伴有血磷降低。骨折患者身體中並不缺乏鈣，只要根據病情和按醫生囑咐，加強功能鍛煉和儘早活動，就能促進骨對鈣的吸收、利用，加速斷骨的癒合。骨折後臥床的患者，盲目補鈣，並無裨益。

② 肉骨頭

有些人認為，骨折後多吃肉骨頭，可使骨折早期癒合。其實不然，骨折患者多吃肉骨頭，非但不能早期癒合，反而會使骨折癒合時間推遲。究其原因，是因為受損傷後骨的再生，主要是依靠骨膜、骨髓的作用，而骨膜、骨髓只有在增加骨膠原的條件下才能更好地發揮作用。而肉骨頭的成分主要是磷和鈣。若骨折後大量攝入，就會促使骨質內無機物成分增高，導致骨質內有機物比例失調，所以，會對骨折的早期癒合產生阻礙作用。但新鮮的肉骨頭湯味道鮮美，有刺激食慾作用，少量食用無妨。

③ 偏食

骨折患者常伴有局部水腫、充血、出血、肌肉組織損傷等情況。機體本身對這些有抵抗、修復能力，而機體修復組織、長骨生肌、骨痂形成、化瘀消腫的原料就是各種營養素，偏食不利於機體對各種營養素的吸收。

④ 不易消化的食物

骨折患者因固定石膏或夾板而活動受到限制，加上傷處腫痛、精神憂慮，因此往往食慾減退，時有便秘，故要求食物既營養豐富，又要易消化及通便。山芋、芋芳、糯米等食物不易消化，應忌食。

⑤ 飲水少

臥床骨折患者，尤其是脊柱、骨盆及下肢骨折患者，行動十分不便，因

此怕喝水，以減少小便次數。但飲水少，活動少，容易引起大便秘結，誘發尿路結石和泌尿系感染。所以，臥床骨折患者忌飲水少。

⑥ 過食白糖

大量攝入白糖後，將引起葡萄糖的急劇代謝，從而產生過多的代謝中間物質，如丙酮酸、乳酸等，使機體呈酸性中毒狀態。這時鹼性的鈣、鎂、鈉等，便會立即參加中和作用，以防止血液呈酸性。如此鈣的大量消耗，不利於骨折患者的康復。同時，過多的白糖亦會使體內維生素 B1 的含量減少。維生素 B1 是糖在體內轉化為熱量所必需的物質，維生素 B1 不足，將大大降低神經和肌肉的活動能力，影響功能的恢復，所以，要忌食過多的白糖。

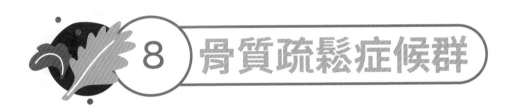

8 骨質疏鬆症候群

骨質疏鬆症候群多見於老年人，是多重因素所引發，其特點為單位體積內骨組織量減少，但存在的骨組織有正常鈣化，一般鈣鹽和基質比例正常，骨基質顯著增多、鈣化過程發生障礙。表現為周身骨痛、乏力、病理性骨折等。本病可長期補鈣及營養治療。

飲食建議

① 含鈣多的食物

含鈣多的食物有牛奶、奶粉、牡蠣、蛋、黃豆及其製品、豬骨湯、魚、蝦、干貝等，宜多食。其次，蘿蔔纓、白菜、芹菜、油菜、蒜苗、韭菜、大棗、柿子、橄欖等含鈣也較多，也應多食。

② 補充維生素 D 並常曬太陽

維生素 D 是促進鈣沉澱骨化的重要物質。服用維生素 D，能增強腸道對鈣的吸收，並使之沉澱骨化，使骨質堅實。因此，骨質疏鬆症候群患者宜常服維生素 D 並常曬太陽。

③ 補充氟

用氟化物治療骨科疾病是近 10 年的嘗試，美國等一些國家開始探索用氟化物來防治骨質疏鬆症候群。飲用水中含微量氟化物，有助於防治骨質疏鬆症候群。飲用一定量含氟水的居民，發生骨盆骨折的數量較另一組居民少一半；飲用含氟水長達 5 ～ 10 年的 70 歲以下女性，其骨骼的堅固性較沒有飲用含氟水者明顯增強。因此，有學者認為，骨質疏鬆症候群患者宜適量補充氟。

④ 含錳、硼的食物

骨質疏鬆症候群的原因之一是缺錳。美國一位籃球超級球星患了骨質疏鬆症候群，常出現骨折，醫生分析這位運動員的血液時發現，他血液中幾乎沒有錳，鋅和銅的含量亦不足。這位球星在服用無機鹽補充劑和改變飲食 6 個星期後，又生龍活虎地重返球場了。此後，科學家又對動物和人進行錳劑試驗，其結果都說明，錳缺乏是引起骨質疏鬆症候群的原因之一。因此，骨質疏鬆症候群患者在補足維生素 D、鈣等的同時，也應適當多吃些含錳較高的食物。

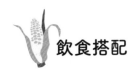

飲食搭配

❶ 穀物

穀類中含植酸酶，可分解植酸鹽釋放出的游離鈣和磷，增加利用率。植酸酶在 55℃ 環境下活性最高，為了增加植酸酶的活性，可以先將白米加適量溫水浸泡後再洗。

❷ 麵粉與發酵劑

在麵粉、玉米粉、豆粉中加發酵劑發酵並延長發酵時間，均可使植酸鹽水解，使游離鈣增加。

❸ 副食與維生素 D

副食應多吃含鈣和維生素 D 的食物，含鈣的食物有奶類、魚、蝦、海產品、豆類及其製品、雞蛋、燕麥片、堅果類、骨頭湯、綠葉蔬菜及水果。對胃酸分泌過少者在食物中放入少量醋，以增加鈣的吸收。含維生素 D 多的食物有魚類、蘑菇類、蛋類等。

食療方

🌿 **黃豆豬骨湯**：鮮豬骨 250 g，黃豆 100 g，生薑 20 g，黃酒 200cc，鹽適量。黃豆提前用水泡 6 ～ 8 小時；將鮮豬骨洗淨，切斷，置水中燒開，去除血污；然後將豬骨放入砂鍋內，加生薑、黃酒、鹽，加水 1000cc，經煮沸後，用小火煮至骨爛，放入黃豆繼續煮至豆爛，即可食用。每日 1 次，每週 1 劑。鮮豬骨含天然鈣質、骨膠原等，對骨骼生長有補充作用。黃豆含黃酮苷、鈣、鐵、磷等，可促進骨骼生長、補充骨中所需的營養。適於預防骨骼老化、骨質疏鬆。

- **排骨豆腐蝦皮湯**：豬排骨 250 g，豆腐（切塊）400 g，雞蛋 1 個，洋蔥（切片）50 g，蒜頭 1 瓣，蝦皮 25 g，黃酒、姜、蔥段、胡椒粉、鹽各適量。排骨加水煮沸後去掉浮沫，加上姜、蔥段、黃酒小火煮爛，熟後加豆腐塊、蝦皮煮熟，再加入洋蔥和蒜頭，煮幾分鐘後調味，煮沸即可。強筋壯骨、潤滑肌膚、滋養五臟、清熱解毒，適用於骨質疏鬆症患者。

- **蝦皮豆腐湯**：蝦皮 50 g，嫩豆腐 200 g，油、蔥花、薑末、料酒各適量。蝦皮洗淨後泡發；嫩豆腐切成小方塊；油熱後，加蔥花、薑末煸香，入蝦皮、豆腐，烹料酒後加水燒湯。蝦皮、豆腐含鈣量較高，適用於骨質疏鬆症患者。

- **桑葚牛骨湯**：桑葚 25 g，牛骨 250 ～ 500 g，酒、糖、薑、蔥、鹽各適量。將桑葚洗淨，加酒、糖少許蒸制。另將牛骨置鍋中，水煮，開鍋後撇去浮沫，加薑、蔥再煮，見牛骨發白時，表明牛骨的鈣、磷、骨膠原等已溶解到湯中，隨即撈出牛骨，加入已蒸製的桑葚，開鍋後再去浮沫，加鹽調味後即可食用。桑葚補肝益腎；牛骨含有豐富的鈣質和膠原蛋白，能促進骨骼生長。滋陰補血、益腎強筋，適用於骨質疏鬆症、更年期症候群患者。

飲食不宜

❶ 糖

多食糖能影響鈣質的吸收，間接導致骨質疏鬆症候群，故忌多食糖。

❷ 蛋白質過多

攝入蛋白質過多會造成鈣的流失。

③ 過鹹

吃鹽過多，會增加鈣的流失，使骨質疏鬆症候群症狀加重。

④ 喝咖啡多者較不喝咖啡者易流失鈣。

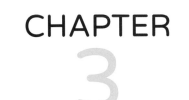

CHAPTER

3

婦產科
常見疾病

1 老年性陰道炎

老年性陰道炎又稱萎縮性陰道炎，是一種非特異性陰道炎，常見於停經後的老年婦女，停經後婦女有 30% ～ 50% 罹患此病。因卵巢功能衰退，體內雌激素濃度降低或缺乏，陰道壁萎縮，黏膜變薄，上皮細胞內糖原含量減少，陰道內 pH 值增高，局部抵抗力降低，致病菌容易入侵繁殖引起炎症。其主要症狀為陰道分泌物增多及外陰瘙癢、灼熱感。陰道分泌物稀薄，呈淡黃色，嚴重者呈血性膿樣白帶。增強陰道抵抗力及抑制細菌生長為其治療原則。

 飲食建議

❶ 富含優質蛋白質的食物

蛋白質的主要來源是蛋類、瘦肉、魚類、牛奶及豆類，這些食物不僅蛋白質含量高，而且生物效價也高，易於機體吸收，因此陰道炎患者應進食足量的蛋類、牛奶、瘦肉、魚類、豆漿等食物以補充機體所需，提高機體抗病能力。

❷ 富含 B 群維生素的食物

老年性陰道炎患者宜多食富含 B 群維生素的食物，如小麥、高粱、芡實、蜂蜜、豆腐、肌肉、韭菜、牛奶等；宜多食水果和新鮮蔬菜。

❸ **清淡、富含營養的食物**

由於老年人消化功能較差，加之炎症反應，更不利於食物的消化吸收，故老年性陰道炎患者宜選用清淡且富含營養的食物，如牛奶、豆類、魚類、新鮮蔬菜和水果等。

❹ **具有滋補脾腎作用的食物**

中醫認為，老年性陰道炎與脾腎陰虛有關，故宜選用粳米、糯米、山藥、扁豆、蓮子、薏仁、百合、大棗、龍眼肉、栗子、黑芝麻、黑豆、蚌肉、核桃仁、動物肝臟、蛋類等具有補益脾腎作用的食物。

❺ **具有清熱利濕作用的食物**

由於老年性陰道炎證屬濕熱下注，故宜選用雞冠花、車前草、芹菜等具有清熱利濕作用的食物。

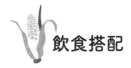 **飲食搭配**

❶ **蜂王漿與豆類**

蜂王漿和大豆都含有豐富的天然雌激素，大豆（黃豆）堪稱「雌激素之王」。早晚空腹時用涼開水送服 15 ～ 30cc 新鮮蜂王漿，並堅持每天喝一杯鮮豆漿，或者吃一份豆製品。

❷ **蜂蜜、核桃仁與紫菜**

由於本病的發生與 B 群維生素的缺乏有關，因此可適當服用複合維生素 B，蜂蜜、枸杞子、核桃仁、紫菜等富含 B 群維生素的食物，可以適當多吃。

食療方

- **淡菜韭菜湯**：淡菜 60 g，韭菜 120 g，黃酒、油各適量。把炒鍋置大火上倒入油燒熱，倒入洗淨的淡菜速炒片刻，加 2 碗水煮沸，然後倒入洗淨切好的韭菜和黃酒，煮 1 ～ 2 沸即可。每日 1 劑，1 次服完，5 ～ 7 天為一個療程。補腎止帶。

- **白果豆腐湯**：白果 7 ～ 10 個，豆腐適量。將白果洗淨，與豆腐一起放入燉盅，加水適量，隔水燉服。每日服用 2 ～ 3 次，連服 5 ～ 7 日。健脾祛濕。

- **白果烏骨雞湯**：烏骨雞 1 隻（約 500 g），蓮子肉 30 g，糯米 15 g，白果 10 枚，胡椒少許，調料適量。將烏骨雞洗淨；蓮子肉、糯米洗淨。把白果、蓮子肉、糯米、胡椒裝入雞腹腔內，封口後，放至燉盅內並加蓋，隔水用小火燉 2 ～ 3 小時，至雞熟爛，調味即可（可分 2 ～ 3 次食用，飲湯、食肉、白果等）。補益脾腎、固澀止帶，適用於陰道炎證屬脾腎兩虛，症見形體消瘦，面色萎黃，氣短體倦，腰膝酸軟，帶下量多，色白無味，質如膠絲。

- **淮山魚鰾瘦肉湯**：淮山藥 30 g，豬瘦肉 250 g，魚鰾 15 g，調料適量。淮山藥洗淨；豬瘦肉洗淨，切塊；魚鰾用水浸發，洗淨，切絲。把全部用料放入鍋，加清水適量，大火煮沸後，改小火煲 2 小時，調味即可。澀精止帶，適用於老年性陰道炎證屬肝腎陰虛，症見腰酸腳軟，頭暈耳鳴，帶下不止，稠黏如絲，五心煩熱，潮熱盜汗。

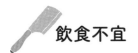 **飲食不宜**

① 辛辣、煎炸及熱性食物

辛辣、煎炸食物，如辣椒、胡椒、茴香、花椒、薑、蔥、大蒜、油條、烤羊肉、烤雞、炸雞翅等；熱性食物，如牛肉、羊肉等和炒瓜子、炒花生、炒香榧子等，食用後均會助熱上火，使內臟熱毒蘊結，出現牙齦腫痛、口舌生瘡、小便短赤、肛門灼熱、前後陰瘙痛等症狀，從而使炎症充血加重，故陰道炎患者應忌食辛辣、煎炸及熱性食物。

② 海鮮發物

腥膻之品，如花鯽魚、白帶魚、海蝦、河蝦、蟹、黃鱔、牡蠣、鮑魚等水產品可助長濕熱，食後能使外陰瘙癢加重，不利於炎症的消退，故陰道炎患者應忌食海鮮發物。

③ 甜膩食物

油膩食物如豬油、肥豬肉、奶油、牛油、羊油、雞蛋黃、鴨蛋黃等，高糖食物如巧克力、糖果、甜點心、奶油蛋糕、八寶飯等，這些食物有助濕增熱的作用，會增加白帶的分泌量，降低治療效果，故陰道炎患者應忌食甜膩食物。

④ 酒及含酒飲料

酒能助長濕熱，加重炎症充血，不利於治療，故應當忌酒，同樣，含酒飲料如酒釀、藥酒等均不宜飲用。

2 子宮頸炎症

　　子宮頸炎症是婦科最常見的疾病。正常情況下，子宮頸具有防禦功能，對保持內生殖器無菌非常重要。但子宮頸易受分娩、流產、陰道異物及宮腔操作等的損傷，子宮頸管單層柱狀上皮抗感染能力較差，因而易受致病菌侵襲發生炎症反應，並且由於子宮頸管黏膜皺襞多，一旦發生感染，很難將病原體完全清除，而導致慢性子宮頸炎症。子宮頸炎症分為急性子宮頸炎和慢性子宮頸炎兩種。本病以控制感染為治療原則。

飲食建議

❶ 富含優質蛋白質和糖類的食物

蛋白質的主要來源是蛋類、瘦肉、魚類、牛奶及豆類，這些食物不僅蛋白質含量高，而且生物效價也高，易於機體吸收；麵食是糖類的主要來源。因此，子宮頸炎症患者應進食足量的蛋類、牛奶、瘦肉、魚類、豆漿及麵食等。

❷ 富含維生素及無機鹽的食物

穀類、豆類及新鮮蔬菜、水果中含有豐富的維生素 E、維生素 C、B 群維生素及微量元素鋅、錫、銅等，故子宮頸炎症患者宜多食穀類、豆類及新鮮蔬菜、水果，以補充多種維生素及無機鹽。

③ **低脂肪、清淡飲食**

子宮頸炎症患者宜選擇低脂肪、易消化的清淡膳食，如新鮮蔬菜、水果、米湯、稀粥、豆漿等，而且宜多飲水。

④ **具有滋補脾腎作用的食物**

中醫認為，子宮頸炎症與脾腎陰虛有關，故宜選用粳米、糯米、淮山藥、扁豆、蓮子、薏仁、百合、大棗、龍眼肉、栗子、黑芝麻、黑豆、蚌肉、核桃仁、動物肝臟、蛋類等具有補益脾腎作用的食物。

⑤ **具有清熱利濕作用的食物**

由於子宮頸炎症證屬濕熱下注，故宜選用雞冠花、車前草、芹菜等具有清熱利濕作用的食物。

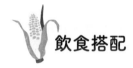 **飲食搭配**

① **茶與紫草、肉蓯蓉、淫羊藿**

日常生活中以茶為飲品可預防和改善婦科炎症。肉蓯蓉、淫羊藿、紫草有消炎滅菌、清利濕熱、除異味、止癢、補氣養血的作用。

② **杜仲與粳米**

杜仲可增強體質，提高個人抵抗疾病的能力。取杜仲 30 g（布包）、粳米 30 ～ 60 g，同煮為粥，去藥渣，食粥。每天 1 劑，連食 7 ～ 8 劑。對子宮頸炎有益。

食療方

- **大蒜拌番茄**：番茄 2 個，大蒜 2 瓣。兩者切末，拌勻，隨時食用。適用於各類子宮頸炎症患者。
- **當歸燉羊肉**：羊肉適量，當歸 10 g，生薑 3 g。用小火燉熟，飲湯食羊肉。適用於子宮頸炎症之惡寒、舌淡、貧血者。
- **雞冠花瘦肉湯**：雞冠花 20 g，豬瘦肉（切塊）100 g，大棗（去核）10 個。把全部用料一起放入砂鍋，加清水適量，大火煮沸，改小火煮 30 分鐘，調味即可，隨量飲用。清熱利濕止帶，適用於濕熱型子宮頸炎。雞冠花有白色、紅色兩種，白色者以滲濕清熱為主，治白帶；紅色者除清熱利濕外，尚能入血分以治赤白帶，使用時可按症候選用。

飲食不宜

1. **辛辣、煎炸及熱性食物**
   參見「老年性陰道炎」相關內容。
2. **海鮮發物**
   參見「老年性陰道炎」相關內容。
3. **甜膩食物**
   參見「老年性陰道炎」相關內容。
4. **酒及含酒飲料**
   參見「老年性陰道炎」相關內容。
5. **濕熱之物**
   由於子宮頸炎症證屬濕熱下注，故子宮頸炎症患者應少食榴槤、芒果、香蕉等濕熱之物。

3 盆腔炎

女性內生殖器（包括子宮、輸卵管和卵巢）及其周圍的結締組織、盆腔腹膜發生炎症時稱盆腔炎。盆腔炎大多發生在性活躍期、有月經的婦女，是婦科常見病。盆腔炎有急性和慢性兩類。急性盆腔炎多由產後或流產後感染、宮腔內手術操作後感染、經期衛生不良、子宮內避孕器以及感染性傳播疾病等引起。主要症狀有寒顫、高熱、惡寒、頭痛、精神不振、腹脹、下腹疼痛、白帶增多、經量增多、經期延長等。本病治療原則為控制感染。

飲食建議

① 高熱量飲食

攝入足量的碳水化合物和脂肪，以供給人體足夠的熱量，這樣就能減少蛋白質為提供熱量而分解，有利於炎症的控制，故急性盆腔炎患者可食用甜薯、芋頭、馬鈴薯、蘋果、馬蹄粉、淮山藥粉、蓮藕粉等。

② 高蛋白質飲食

蛋白質是人體的重要組成成分，若蛋白質攝入不足，則會使機體抵抗力下降，不利於感染的控制。而食物中蛋白質的主要來源是蛋類、瘦肉、魚類、牛奶及豆類，這些食物不僅蛋白質含量高，而且生物效價也高，

易於機體吸收。因此，盆腔炎患者應進食足夠的富含優質蛋白質的食物，如雞肉、魚類、豬瘦肉、雞蛋、牛奶、豆類及其製品等。

③ **富含維生素及礦物質的食物**

穀類、豆類、蛋黃及新鮮蔬菜、水果（如大棗、烏梅、芹菜、橘子、胡蘿蔔等）中含有豐富的維生素 E、維生素 C、B 群維生素及礦物質鋅、錫、銅等，有利於炎症的控制，故盆腔炎患者宜多進食富含維生素及礦物質的食物。

④ **易消化、富有營養的食物**

急性盆腔炎伴有高熱時，患者胃腸功能較差，此時宜進食易消化、富有營養的流質或半流質飲食，如牛奶、米湯、藕粉、雞蛋湯、菜汁、水果汁、麵條、餛飩、蒸蛋、紅小豆、薏仁、綠豆、冬瓜、扁豆、馬齒莧等。

⑤ **具有清熱利濕作用的食物**

由於盆腔炎證屬濕熱瘀毒，故宜選用雞冠花、車前草、芹菜等具有清熱利濕作用的食物。

⑥ **具有理氣、活血、散結的食物**

由於慢性盆腔炎證屬濕熱瘀毒，瀦留下焦，日久則氣血瘀滯，脈絡失和，甚至結成瘀塊，故宜選用理氣、活血、散結的食物及藥食兼用之品，如橘核、橘皮、橘絡、荔枝核、青皮、核桃仁、紅花、土鱉蟲、丹參、赤芍、天仙藤、山楂、牡丹皮、玫瑰花、金橘等。

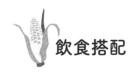

飲食搭配

❶ **梨汁與西瓜汁**

盆腔炎患者的飲食要以清淡為主，尤其是在發熱期間，可給予梨汁或蘋果汁、西瓜汁等飲用，但注意不可冰鎮後飲用。

❷ **姜湯、紅糖水與肉蛋類**

這些食物可以加強患者的抵禦能力，使治療目的更加容易達到。屬寒凝氣滯型，則在飲食上可給予姜湯、紅糖水、龍眼肉等溫熱性食品。五心煩熱、腰痛者多屬腎陰虛型，可食肉蛋類血肉有情之品，以強壯機體。

食療方

🌿 **韭菜雞蛋湯**：韭菜根 50 g，雞蛋 2 個。同煮湯食，連服數天。適用於脾腎陽虛型盆腔炎，症見小腹墜脹、隱痛，帶下量多、清稀，伴腰酸肢軟、畏寒肢冷、面腫，舌淡體胖，苔薄白，脈沉細。

🌿 **山楂佛手苦菜湯**：山楂 30 g，佛手 15 g，苦蕒菜 60 g。加水同煎，每日 1 劑，連服 7 ～ 8 劑。適用於氣滯血瘀型盆腔炎，症見小腹刺痛或脹痛，疼痛放射至腰骶部，下腹部有包塊，壓之疼痛，帶下量多，月經不調，色暗有塊，舌暗邊有瘀點，苔薄白，脈弦細。

🌿 **青皮紅花茶**：青皮 10 g，紅花 10 g。青皮晾乾後切成絲，與紅花同入砂鍋，加水浸泡 30 分鐘，煎煮 30 分鐘，用潔淨紗布過濾，去渣取汁即成。當茶頻頻飲用，或早晚 2 次分服。理氣活血，適用於盆腔炎屬氣滯血瘀型，症見下腹部及小腹兩側疼痛如針刺，腰骶酸痛，舌紫，脈弦。

- **荔枝核蜜飲**：荔枝核 30 g，蜂蜜 20 g。荔枝核敲碎後放入砂鍋，加水浸泡片刻，煎煮 30 分鐘，去渣取汁，趁溫熱調入蜂蜜，拌勻即可。早晚 2 次分服。理氣、利濕、止痛，適用於各類慢性盆腔炎，症見下腹及小腹兩側疼痛、不舒，心情抑鬱，帶下量多。

- **阿膠鴿蛋**：鴿蛋 5 個，阿膠 30 g。先將阿膠置碗中，入清水適量，無煙火上烤化，趁熱入鴿蛋和勻即成。早晚分 2 次食用，可連續服用至病癒。適用於肝腎陰虛型盆腔炎，症見小腹隱隱作痛，帶下量多，色黃黏稠腥臭，伴腰膝酸軟、頭暈，或月經提前，色淡紅，舌紅少苔，脈細數。

- **桃仁餅**：桃仁 20 g，麵粉 200 g，香油 30 g。桃仁研成極細粉與麵粉充分拌勻，加沸水 100cc 揉透後冷卻，擀成長方形薄皮，塗上香油，卷成圓筒形，用刀切成每段 30 g，擀成圓餅，在平底鍋上烤熟即可。早晚餐隨意服食，每日數次，每次 2 塊，溫開水送服。理氣活血、散瘀止痛，適用於盆腔炎屬氣滯血瘀型，症見下腹部及小腹兩側疼痛如針刺，腰骶疼痛，舌紫，脈細弦。

飲食不宜

①　辛辣、刺激性食物

辛辣、刺激性食物，如辣椒、胡椒、咖喱、茴香、花椒、薑、洋蔥、大蒜等，食後能加重機體濕熱，從而使炎症充血加重，不利於治療，故盆腔炎患者應忌食辛辣、刺激性食物。

②　熱性食物

熱性食物，如牛肉、羊肉、海馬、香菜、荔枝等以及各種炒貨，如炒瓜子、

炒花生、炒香榧子等，食用後均會助熱上火，使內臟熱毒蘊結，不利於炎症的控制，故盆腔炎患者應忌食熱性食物。

③ **海鮮發物**

腥膻之品，如花鯽魚、白帶魚、海蝦、河蝦、蟹、黃鱔、牡蠣、鮑魚等水產品可助長濕熱，不利於炎症的消退，故盆腔炎患者應忌食海鮮發物。

④ **甜膩食物**

油膩食物如豬油、肥豬肉、奶油、牛油、羊油、雞蛋黃、鴨蛋黃等，高糖食物如巧克力、糖果、甜點心、奶油蛋糕、八寶飯等，這些食物有助濕增熱的作用，會加重炎症充血，增加白帶的分泌量，降低治療效果。加之急性盆腔炎伴有高熱時，患者胃腸功能較差，過於油膩的食物可引起消化不良。故盆腔炎患者應忌食甜膩食物。

⑤ **酒及含酒飲料**

酒及含酒飲料如酒釀、人參酒、鹿茸酒等能助長濕熱，食後會加重炎症充血，不利於治療，故盆腔炎患者應當禁飲酒及含酒飲料。

⑥ **濕熱之物**

由於盆腔炎證屬濕熱瘀毒，故盆腔炎患者應少食榴槤、芒果、香蕉等濕熱之物。

CHAPTER

4

眼科
常見疾病

1 結膜炎

結膜炎俗稱「紅眼症」，是由細菌或病毒引起的傳染病。主要致病菌為葡萄球菌、肺炎鏈球菌、柯-魏桿菌。以夏、秋季多發。主要症狀有患眼有異物感或燒灼感、畏光流淚、結膜充血、分泌物多。常用生理鹽水或 3% 硼酸溶液洗眼，睡前塗抗生素眼膏及口服抗生素。

 飲食建議

❶ **清淡、易消化的食物**

如白菜、芹菜、鮮藕、綠豆芽、苦瓜、薺菜、番茄、梨等，宜食用。

❷ **富含營養的食物**

多食可增強機體抵抗力。

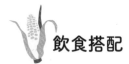 **飲食搭配**

❶ **燈心花與苦瓜**

燈心花能清心降火、利尿通淋，苦瓜則能清暑滌熱、明目解毒，合而為

湯能清熱祛暑、明目解毒，為夏日消暑湯水，是積滯厭膩時進飲的清涼「齋湯」。燈心花煲苦瓜可用於防治結膜炎。

❷ **新鮮蔬菜、水果**

多吃些含維生素的新鮮蔬菜、水果，增強機體免疫力。

食療方

🍃 **苦瓜湯**：苦瓜 400 g。苦瓜洗淨、去籽，加適量水煮成湯。喝湯吃苦瓜。解毒明目，適用於急性結膜炎患者。

🍃 **野菊花菠菜湯**：菠菜籽 9 g，野菊花 9 g。水煎服。每日 2 次，連服數天。適用於風熱型患者，症見眼紅，痛癢交替，流淚作痛，怕光羞明，苔薄黃，脈滑數。

🍃 **芹菜杞葉粥**：新鮮芹菜葉 60 g，新鮮枸杞葉 30 g，粳米 80 g 左右，鹽適量。將芹菜洗淨切碎，枸杞葉洗淨，與粳米一同放入砂鍋，加適量水煮成菜粥，將熟時加少量鹽調味。現煮現吃，早晚溫熱食，需堅持服用。清熱、平肝、固腎，適用於肝火上升所致結膜炎、高血壓及糖尿病等患者。

🍃 **苦瓜瘦肉湯**：鮮苦瓜 200 g 左右，豬瘦肉 100 g，鹽適量。去瓤切塊；豬瘦肉，切片；同放鍋內加適量水煮湯，煮熟後加適量鹽調味即可食用。清熱解暑、明目去毒，適用於暑熱煩渴、暑癤、熱痱過多、眼結膜炎等患者。

🍃 **桑葉豬肝湯**：桑葉 10 ～ 20 g，豬肝 100 g，鹽少許。豬肝切片，與桑葉同煮湯，煮熟後加少許鹽調味即可食用。疏風清熱、養肝明目，適用於眼結膜炎、夜盲、肝熱頭目疼痛等患者。

🍃 **菠菜豬肝湯**：菠菜 100 g，豬肝 100 g。兩者加調料煮湯佐餐用。補肝益腎、

滋養陰血，適用於慢性卡他性結膜炎屬肝腎虧損、陰血不足型，症見眼乾澀畏光，雙目頻眨，視物欠清，白睛隱隱淡紅，久視諸症加重。

🌿 **銀耳湯**：銀耳 30 g，清茶 6 g，冰糖 50 g。三者共入鍋中，加水煎湯。吃銀耳喝湯，每日 1 劑，連服數天。適用於風熱型患者，症見眼紅，痛癢交替，流淚作痛，怕光羞明，苔薄黃，脈滑數。

🌿 **枸杞桑葉湯**：鮮枸杞苗 30 g，鮮車前草 30 g，鮮桑葉 60 g。三者加水適量煎湯服。適用於熱毒型患者，症見眼赤腫明顯，灼熱羞明，頭痛眼痛，眵淚黏結，舌質紅，苔黃膩，脈浮數。

🌿 **冬瓜香菜湯**：冬瓜 200 g，香菜 10 g，蔥少許，油、薑、調料各適量。先將冬瓜去盡青皮及瓤，切成薄片，油炒後入蔥、薑、調料等，加水煮沸至熟，出鍋時加入香菜，佐餐食用。疏風清熱散邪，適用於急性卡他性結膜炎屬初感癘氣型，病初起，白睛紅赤，澀癢交作，怕熱羞明。

🌿 **涼拌西瓜皮**：西瓜皮 200 g，鹽、蔥、薑各適量。西瓜皮刨去衣，洗淨，切絲，加入調料，拌勻後佐餐食用。清熱瀉火、解毒散邪，適用於急性卡他性結膜炎屬肺胃積熱型，症見患眼灼熱疼痛，眼瞼紅腫，白睛赤絲鮮紅滿布，眵淚黏稠，兼有頭痛煩躁、便秘溲赤。

🌿 **銀耳粥**：銀耳 5 g，大棗 5 枚，粳米 100 g，冰糖適量。銀耳水發後，同大棗、冰糖、粳米入鍋，加清水適量，用大火燒沸，轉用小火煨，至粳米、銀耳熟透即成。滋陰潤肺，適用於慢性卡他性結膜炎屬肺陰不足型，症見眼乾澀不爽，淚少，視久容易疲勞，甚則視物不清。

🌿 **荸薺湯**：新鮮荸薺 40 顆。荸薺洗淨後連皮煮食。清利濕熱、宣暢氣機，適用於慢性卡他性結膜炎屬肝胃濕熱型，症見眼乾澀隱痛，白睛淡赤，口臭，便秘。

🌿 **蚌肉羹**：鮮蚌肉 100 g，鹽適量。將鮮蚌肉洗淨，搗爛，放入鍋中，加少

許水燉熟，快熟時加少許鹽調味。吃肉喝湯，每日服 2 ～ 3 次。解毒，明目，除熱。

🌿 **茅根茶**：白茅根 60 g，切段，水煎代茶飲。清熱利肺，適用於慢性卡他性結膜炎屬邪熱留戀型，症見白睛遺留少許赤絲細脈，遲遲不退，瞼內亦輕度紅赤，畏光流淚，乾澀不爽。

🌿 **菊花龍井茶**：菊花 10 g，龍井茶 3 g。開水沖泡飲用。疏風熱、清頭目，適用於高血壓、肝火頭痛、眼結膜炎等患者。

🔪 飲食不宜

①　酒

本病屬風熱邪毒或兼胃腸積熱侵犯肝經，上攻於目所致。飲酒可助邪熱毒氣，同時飲酒還能損害肝臟，使風熱邪毒更易侵襲機體，故應忌飲。

②　辛辣食物

蔥、洋蔥、韭菜、芥末等能溫陽而助風熱時邪，並可耗損肺胃之陰，使肺胃積熱加重，故應忌食。鱔魚、烏鱧、鯿魚、蟹、蝦等腥膻發物，會導致風熱之邪更盛，熱毒愈盛，加重病情。

③　生薑

眼部炎症患者忌食溫、熱、辛、散食物。生薑性溫、熱，味辛，走竄行散，既助火熱，又傷陰液，眼部炎症患者食用，將會加重病情，故應忌食。

④　胡椒

眼部炎症多由臟腑之火上炎所致，食用胡椒會助上炎之火，使眼病加重，故應忌食。

⑤ 大料

大料溫熱，助上炎之火，能加重內臟之火上炎所導致的眼部炎症，故眼部炎症患者禁忌食用。

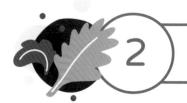

青光眼

青光眼主要是由於眼內房水排出困難或血管瘀血，致使眼內壓升高所致，分為急性青光眼、慢性青光眼、先天性青光眼。在情緒波動、緊張、過度勞累或藥物性散瞳、暗室試驗等情況下誘發。表現為頭痛、噁心、嘔吐、視力減退、眼壓升高、視乳頭萎縮凹陷、角膜變混濁。迅速降低眼壓時閉塞的房角開放，常用藥物有 1% ～ 2% pilocarpine 溶液、醋氮醯胺、20% 甘露醇、50% 甘油。眼壓下降後及時手術。

飲食建議

❶ 蜂蜜和甘油

蜂蜜和甘油屬於高滲劑，服後能使血液滲透壓增高，加快眼內水分吸收，促使眼壓降低，達到緩解症狀的效果。急性青光眼患者可 1 次口服蜂蜜或 50% 甘油 100cc；慢性患者可用蜂蜜或甘油，每次口服 50cc，每日 3 次。

② **易消化、富含維生素的食物**

如花生、蛋黃、植物油等都含有較豐富的維生素 E；豬瘦肉、粗糧、大豆及其製品富含維生毒 B1；動物肝臟、蔬菜及水果等含有維生素 A、維生素 C、維生素 B12，宜多食。

③ **健脾、養心、安神的食物**

如紅小豆、薏仁、黃花菜、絲瓜等有明顯的健脾作用，可減少眼內液體的瀦留；蓮子心、小麥片、核桃仁等有養心安神的功效。青光眼患者宜多食用。

④ **富含纖維素的食物**

便秘會引起機體中毒，影響正常血液循環，同時也會促使眼內房水分泌量增加而引起眼壓升高。因此，青光眼患者應多食富含纖維的食物，如蘑菇、海帶、蠶豆、綠葉蔬菜和水果等。

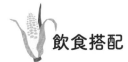 **飲食搭配**

① **綠豆與蓮子**

綠豆、蜂蜜、金針花、西瓜、絲瓜、冬瓜、胡蘿蔔等具有吸收與排出水分作用的食物，可減少眼內積液。情緒波動如過度憂慮、抑鬱、驚恐、暴怒等是青光眼的主要誘發因素，精神因素能引起神經的過度緊張，誘發青光眼。還可食用具有養心安神作用的食物，如蓮子、核桃仁、小麥等。

② **豆類與動物內臟**

青光眼後期，由於血氧供應不足，視神經受到損害，會引起嚴重的視力障礙，可食用含有維生素 E、維生素 B1、維生素 B12 的食物，如麥芽、

蛋黃、植物油、黃豆、花生、萵苣、胡蘿蔔、綠葉菜等含有豐富的維生素 E，粗糧、內臟、瘦肉等富含維生素 B1，動物肝及綠葉菜等含有維生素 B12，這些食物均可作為青光眼患者維護視功能的輔助治療。

食療方

- **菊花腦粥**：菊花腦 100 g，粳米 50 g。加水常法煮粥，早晚各 1 次。清肝明目，適用於因肝火上擾而致眼壓升高者。

- **枸杞豬肝片**：枸杞子 100 g，鮮豬肝 250 g，青菜葉、植物油、薑、鹽、料酒各適量。將炒鍋置大火燒熱，加入植物油，至油七八分熱時，放入料酒拌好的豬肝片炸透，倒入漏勺瀝去油，放入薑略煸後，下入肝片，同時將青菜葉、枸杞子下入鍋內翻炒幾下，然後加鹽調味炒勻，起鍋即成，佐餐食用。適用於青光眼患者。

- **雞肝明目湯**：水發銀耳 15 g，雞肝 100 g，枸杞子 10 g，茉莉花 10 g，清湯、料酒、薑汁、鹽各適量。雞肝洗淨切片，湯鍋置火上，放入清湯、料酒、薑汁和鹽，隨下銀耳、雞肝及枸杞子煮沸，撇去浮沫，待雞肝剛熟，倒入碗內，撒入茉莉花即可。每日 3 次佐餐服用。補益肝腎，適用於青光眼後期，肝腎虧損，視神經萎縮者。

- **龍眼大棗湯**：龍眼肉 20 g，大棗 20 枚。龍眼肉、大棗同煮成湯，每日食 1 劑。適用於老年青光眼緩解期少氣乏力者。

- **豌豆扁豆膏**：扁豆 35 g，豌豆 35 g，米粉 250 g。扁豆、豌豆磨粉，加入米粉，蒸為豆糕，分次食用。適用於閉角性青光眼患者。

- **紅豆鯉魚湯**：鯉魚 1 條（約重 500 g），紅小豆 40 g，蔥花、料酒、鹽各適量。鯉魚洗淨，加紅小豆（紗布包），入鍋同煮，至魚熟湯濃，加蔥花、料酒、

鹽調味，去紅小豆。喝湯食魚，每日 2 次，每次 1 小碗。適用於開角性青光眼，眼瞼水腫、小便不利者。

- **核桃棗仁芝麻粉**：核桃仁 35 g，酸棗仁 20 g，黑芝麻 10 g。核桃仁、酸棗仁、黑芝麻小火炒至黃，碾碎。每日 1 次，每次 15 g，嚼服或開水調服。適用於開角性青光眼患者。

- **梅花粳米粥**：粳米 120 g，新鮮梅花 10 g。粳米洗淨，加入新鮮梅花，煮成梅花粥。每日 2 次，每次 1 小碗。適用於開角性青光眼視物模糊伴胸悶、腹脹者。

- **萊菔子胡蘿蔔飲**：萊菔子 20 g，胡蘿蔔適量。先將萊菔子裝入小紗布袋中與切成碎末的胡蘿蔔同煮，待胡蘿蔔熟後，取出萊菔子，連湯食用。每日 1 次。降眼壓，適用於青光眼患者。

飲食不宜

①　辛辣、刺激性食物

如蒜、韭菜、生薑、辣椒、芥末等，食後可傷肝損眼，加重病情，影響療效，在治療過程中應忌食。

②　酒

中醫認為長期飲酒會造成視神經病變並加重症狀，故青光眼患者應忌食。

③　飲水多

茶水、牛奶、咖啡等飲料忌飲太多，一般 24 小時內進水量應限制在 2000cc 之內。亦忌 1 次飲水過多，特別是睡覺前，否則會使血液呈低滲狀態，易導致較多的水分進入眼內，使眼壓升高。

④ **動火食物**

羊肉等動火食物應忌食，以免助火上炎。

⑤ **暴飲暴食**

飲食無節制，可造成中樞神經調節障礙，機體內環境平衡失調，房水增多，排出障礙，從而誘發青光眼。

⑥ **油膩食物**

過多食入煎、炒、烹、炸等油膩食物，會造成胃中積熱蘊滯，濕熱蘊於脾胃，薰蒸肝膽，痰火上擾清竅而發病，故青光眼患者忌多食。

3 白內障

正常的晶狀體瞳孔區是透明的，如果變得混濁擋住光線，可使視力下降，用手電筒檢查可見瞳孔有灰白色混濁，稱為白內障。常見的有老年性白內障、先天性白內障和併發性白內障。隨著年齡的增加，老年性白內障的發病率有逐年增加的趨勢，已成為最常見的致盲眼病之一。臨床表現為進行性視力減退，瞳孔區有灰白色混濁。白內障分為初發期、膨脹期、成熟期、過熟期四期。成熟期或接近成熟期，即可行手術摘除，然後配鏡矯正。有條件者最好行白內障囊外摘除聯合後房型人工晶體植入術。

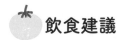 **飲食建議**

❶ **多飲水**

每日至少飲水 1500cc。

❷ **植物性蛋白質**

豆漿、豆腐、豆腐乾、豆腐皮、豆芽菜等富含植物蛋白質，而且膽固醇少，患白內障的老年人宜多食。

❸ **含維生素 C 較豐富的蔬菜、水果**

蔬菜有四季豆、大白菜、菜心、芥菜、莧菜、蒜苗、番茄等；水果有柑、橘、橙、杏、桃、李、柚、檸檬、柿子、大棗、山楂、龍眼等，宜多食。

❹ **含鋅多的食物**

如肝、腎、心、牛奶、雞蛋、鱔魚、鯽魚、牡蠣、蛤蜊、蟹、黃魚、白帶魚、烏賊等。這些食物含鋅量較高，老年性白內障患者宜選食。

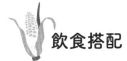 **飲食搭配**

❶ **枸杞子與龍眼肉**

枸杞子富含胡蘿蔔素、維生素和鈣、磷、鐵等礦物質。龍眼肉富含維生素 B2、維生素 C 和蛋白質。這些營養素均能益精養血、滋補明目。枸杞子 20 g，龍眼肉 20 枚，水煎，連續服用有效。

❷ **黑芝麻與牛奶、蜂蜜**

黑芝麻富含維生素 E、鐵和蛋白質，可延緩機體衰老，改善眼球代謝，能維護和增強造血系統、免疫系統功能。黑芝麻炒熟研成粉，每次 15 g 沖入牛奶或豆漿中服用，並可加入 15cc 蜂蜜。

③ **豬肝與枸杞子**

兩者配合可明目清肝，改善視功能。豬肝 150 g、鮮枸杞葉 100 g，先將豬肝洗淨切條，再與枸杞葉共同煎煮，飲湯吃肝，每日口服 2 次。

④ **大棗與枸杞子**

大棗含蛋白質、維生素 C 及鈣、磷、鐵等，可補血明目，提高視力。大棗 7 枚、枸杞子 15 g，加適量水煎服，每日 1 劑，連續服用。

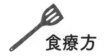
食療方

🌿 **枸杞銀耳豬肝湯**：枸杞子 20 g，銀耳 30 g，豬肝 60 g。水煎煮熟服用，每日 2 次。適用於肝腎兩虧型，症見視物模糊、頭暈耳鳴、腰腿酸軟、舌質嫩紅、苔少、脈細數者。

🌿 **雞肉餛飩**：雞肉 100 g，蔥、薑、鹽、餛飩皮各適量。雞肉剁餡，加入蔥、薑、鹽，包餛飩食用。補益脾氣，適用於白內障屬脾胃氣弱型，症見視物昏花、精神倦怠、痿軟乏力、食少便溏者。

🌿 **羊肝杞子粥**：羊肝 60 g，枸杞子 20 g，粳米 60 g。將羊肝去筋膜切絲，同枸杞子、粳米煮粥食，每日 1 ～ 2 次。適用於肝腎兩虧型，症見視物模糊、頭暈耳鳴、腰腿酸軟、舌質嫩紅、苔少、脈細數者。

🌿 **雞肝明目湯**：水發銀耳 25 g，雞肝 100 g，枸杞子 15 g，太白粉、料酒、薑、鹽各適量。雞肝洗淨切片，加太白粉、料酒、薑、鹽拌勻，與銀耳、枸杞子同煮湯，佐餐食用。補益肝腎，適用於白內障屬肝腎兩虧型，症見視物模糊、頭暈耳鳴、腰膝酸軟、面白畏寒、小便清長者。

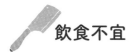 **飲食不宜**

①　油膩肥厚食物

研究表明，高血脂患者白內障發生率顯著增高，這是因為高血脂患者的血液呈高黏滯狀態，血液流動較正常人緩慢，致使營養代謝障礙；同時，高血脂患者多有動脈硬化，動脈硬化可造成房水屏障功能障礙，使晶狀體營養失調，代謝失常。因此，白內障患者應忌食豬油、黃油、雞蛋黃、全乳、霜淇淋等。

②　高糖飲食

白內障是糖尿病患者最常見的併發症之一，且易引起失明。一旦發現患有糖尿病即應努力控制飲食，尤其是限制糖的攝入，對各種糖果甜食要禁食，對各種澱粉食物，每日也應嚴格限制攝入量，以避免加重糖尿病，誘發白內障。

③　辛辣食物

中醫認為，老年性白內障多因肝腎精血虧損，不能涵養雙目而致。若大量進食蔥、蒜、辣椒或油炸食物，能耗損陰精，加重雙目失養，故忌多食。

④　酒

酒對視力有很大損害，可導致火旺痰凝，加重晶體混濁和視力模糊，使病情加劇，故老年白內障患者應嚴禁飲酒。

⑤　忌用銅炊具燒水煮湯。

⑥　牛奶忌加紅糖。

⑦　蜂蜜忌洋蔥，食則傷眼睛。

⑧　白內障、青光眼、結膜炎等眼疾患者不可食用大蒜。

CHAPTER

5

耳鼻喉科
常見疾病

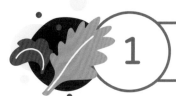

① 復發性口腔潰瘍

復發性口腔潰瘍又稱復發性口瘡，中醫謂「口疳」，是一種原因不明的慢性口腔黏膜疾病。有人認為，本病的發生與機體的免疫功能、內分泌失調、消化系統疾病、精神因素、遺傳因素、過敏反應或某些微量元素缺乏、纖溶活性障礙、微循環障礙、維生素代謝失常有關。臨床表現為潰瘍多見於黏膜上皮角化較差的區域，復發，間隔時間長短不定，散在性圓形或橢圓形的淺表潰瘍，周圍充血、有灼熱疼痛、表面有淡黃色纖維膜。本病可採取局部藥物治療及對症治療。

飲食建議

宜多食含鋅的食物，以促進創面癒合，如牡蠣、動物肝臟、豬瘦肉、雞蛋、花生、核桃等；宜多食富含維生素 B1、維生素 B6、維生素 C 的食物，有利於潰瘍癒合，如牛奶、雞蛋、動物肝臟、豬瘦肉、全麥、糙米、新鮮蔬菜、水果等。

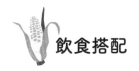

飲食搭配

❶ 黑木耳與山楂

兩者配合能消淡、止痛，促進細胞再生，適用於口腔潰瘍患者。銀耳、黑木耳、山楂各 10 g，水煎，喝湯吃雙耳，每日 1 ～ 2 次。

❷ 鮮藕與蘿蔔

兩者配合清熱除煩、生津止渴，適用於口腔潰瘍患者。蘿蔔數個，鮮藕 500 g，兩者搗爛絞取汁液，含漱，每天數次，連用 3 日。

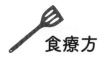

食療方

🍃 **白菜根蒜苗湯**：白菜根 60 g，蒜苗 15 g，大棗 10 個。水煎服，每日 1 ～ 2 次。適用於口腔潰瘍患者。

🍃 **菜籽泥**：白蘿蔔籽 30 g，芥菜籽 30 g，蔥白 15 g。同搗爛，貼於足心，每日 1 次。適用於口腔潰瘍患者。

🍃 **馬鈴薯蘿蔔湯**：苦瓜 1 根，番茄 2 個，馬鈴薯 1 個，胡蘿蔔半根，洋蔥片、鹽、油各適量。苦瓜洗淨，去瓤，切片；番茄洗淨，切塊；馬鈴薯去皮，切塊；胡蘿蔔洗淨、去皮，切片。將油鍋燒熱，倒入洋蔥片、胡蘿蔔片、馬鈴薯塊一起炒，炒至半熟後，放入番茄炒軟，再倒入適量清水煮沸。最後放入苦瓜、鹽，烹至入味即可。清熱去火，緩解口腔潰瘍症狀，適用於口腔潰瘍患者。

🍃 **苦瓜瘦肉湯**：鮮苦瓜 150 g，豬瘦肉 100 g，鹹菜適量。先將苦瓜去瓤，切塊，待用；豬瘦肉洗淨，切片，放入沸水中汆燙去除血污，撈出備用。

將苦瓜塊與豬肉片放進煲內，放足量清水，用小火煲，1小時後倒入鹹菜，再用中火煮 30 分鐘即可。適用於口腔潰瘍患者。

- 🌿 **蓮子甘草茶**：蓮子 15 g，甘草 2 g，綠茶 5 g。將上物一併放入茶杯內，沖入開水浸泡，代茶頻飲。清心泄熱，適用於口腔潰瘍患者。

- 🌿 **生地蓮心湯**：生地黃 9 g，蓮子心 6 g，甘草 6 g。三者加水，一同煎煮，去渣取汁。每日 1 劑，連用數日。養陰清熱，適用於口腔潰瘍患者。

- 🌿 **竹葉通草綠豆粥**：淡竹葉 10 g，通草 5 g，甘草 1.5 g，綠豆 30 g，粳米 150 g。將淡竹葉、通草、甘草剁碎裝進紗布袋，與綠豆、粳米一同加水浸泡 30 分鐘，以小火煮製成粥，早晚分食。清熱瀉火、解毒斂瘡，適用於口腔潰瘍患者。

- 🌿 **五倍子蜜汁**：五倍子 10 g，綠茶 5 g，蜂蜜 25cc。將五倍子加水煮沸後，再加入綠茶、蜂蜜，沖泡 5 分鐘後即可飲用。適用於口腔潰瘍患者。

飲食不宜

辛辣、香燥、溫熱、動火食物，如蔥、生薑、韭菜、蒜、辣椒、牛肉、羊肉忌食。忌煙、酒、咖啡等刺激性飲料。

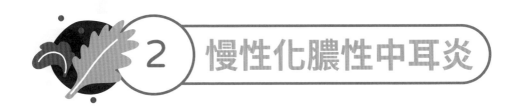

2 慢性化膿性中耳炎

　　慢性化膿性中耳炎是一種常見而有時危及生命的疾病，為中耳黏膜、黏膜下層或深至骨膜、骨質的慢性化膿性炎症，常與慢性乳突炎同時存在。其特點是長期或間歇性流膿、鼓膜穿孔和耳聾。多因急性化膿性中耳炎延誤治療或治療不徹底遷延而成，或因鼻咽部及鄰近器官的慢性炎症經咽鼓管感染中耳所致。臨床分為：① 單純型；② 骨瘍型；③ 膽脂瘤型。

飲食建議

❶ 高蛋白飲食

如豬瘦肉、雞蛋、牛奶、魚、豆類等，宜食用，以增強機體抵抗力。

❷ 含多種維生素的食物

維生素 C、維生素 D、維生素 E、B 群維生素及葉酸尤為重要，宜多食新鮮蔬菜、水果，品種要多樣，粗、細糧要合理搭配。

❸ 含鈣、磷豐富的食物

如牛奶、魚、蝦、豬瘦肉、蔬菜、蝦皮等，宜食用。

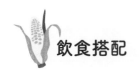

飲食搭配

➊ 白礬與雞蛋粉

具有清熱、解毒、消炎功效，適用於一切耳內炎症。把雞蛋1枚打一小孔，將白礬末6g放入雞蛋內，用濕紙封口，放火上烤焦且存性，然後研成極細粉末，待用過氧化氫（雙氧水）洗淨耳內膿液後，將藥末吹入耳內。

➋ 蛤蚧與鷓鴣

適用於腎陽虛型，症見耳部膿液清稀，耳不痛，聽力下降，畏寒腰酸痛，頭暈耳鳴，夜尿多，舌淡，苔白，脈沉細。鷓鴣1只，蛤蚧1對，生薑2片，酒少許，調料少許。將蛤蚧和鷓鴣剝開洗淨，去內臟，切成小塊，用酒浸洗，然後與生薑置燉盅內隔水燉3小時，調味即可服用。

食療方

- **核桃仁冰片油**：核桃仁3個，冰片3g，核桃仁用紗布包裹加壓絞取油汁滴入碗內，放入冰片，使其溶解。待用過氧化氫洗淨耳內膿液後，將油滴入耳內，每日2次。清熱、消炎，適用於化膿性中耳炎患者。

- **韭菜汁**：韭菜500g，冰片少許。韭菜洗淨晾乾水分，搗爛濾汁裝入瓶內，加冰片少許。待用過氧化氫清洗淨耳內膿液後，滴入3滴，每日3次。清熱解毒、消炎燥濕，適用於化膿性中耳炎流膿不止。

- **柚葉汁**：鮮柚葉搗爛取汁，滴入耳內，適用於急、慢性中耳炎患者。

- **鹿茸枸杞水鴨湯**：水鴨1隻，鹿茸5片，枸杞子20g，生薑2片，調料適量。將水鴨去毛與內臟，切塊，與鹿茸、枸杞子、生薑同燉3小時，調味食之。

適用於腎陽虛型，症見耳部膿液清稀、耳不痛、聽力下降、畏寒腰酸痛、頭暈耳鳴。

飲食不宜

❶ **辛辣、刺激性食物**

如辣椒、生薑、韭菜等食後可助熱，使炎症擴散，加重病情，故應忌食。

❷ **腥膻發物**

如魚、蝦、蟹等食後可加重病情，故應忌食。

❸ **煙、酒**

可使局部炎症滲出，不易癒合，故應禁忌。

❹ **堅硬、油膩食物**

堅硬食物咀嚼時因需用力牽拉致使疼痛增加；油膩食物不易消化，影響患者康復，故應忌食。

❺ **醃製食物**

應忌食。

3 梅尼爾氏病

梅尼爾病是由於自主神經系統紊亂所致內耳內淋巴積水，為 Meniere 於 1861 年首次報告而得名。本病多見於中年人。以發作性眩暈、耳鳴、耳聾為特點，可見耳內脹滿感、噁心、嘔吐、平衡失調，發作數分鐘或幾小時，臥床休息後症狀可逐漸或突然消失。

飲食建議

❶ 滲濕利水食物

宜食綠豆粥、赤豆鯉魚湯、薏仁粥、麥片大棗粥等。

❷ 尚宜進食高糖、高蛋白食物。

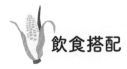

飲食搭配

❶ 茯苓與紅小豆、粳米

具有抗炎、鎮靜、安神、擴張血管、降低血壓等作用。白茯苓 15 g，入砂鍋內水煎後去渣留汁，加紅小豆 18 g、粳米 60 g，共煮粥服食。每日 1

劑，連服 3 ～ 5 天。

②　龍眼與酸棗仁、茨實

具有鎮靜、安神、擴張血管等作用。龍眼肉、酸棗仁（炒）各 10 g，茨實 12 g，合煮成汁，隨時飲之。每日 1 劑，連服 5 ～ 8 天。

食療方

🌿 **葵盤煮雞蛋**：向日葵盤 1 個，雞蛋 2 顆，白糖或冰糖適量。向日葵盤洗淨，加水 400cc，與雞蛋同煮熟，加適量白糖或冰糖，分 2 次食蛋喝湯。適用於眩暈患者。

🌿 **栗子鵪鶉**：鵪鶉 1 隻，栗子 15 個，油、薑、蔥、醬油、黃酒、鹽各適量。鵪鶉切塊，和薑、蔥入油鍋，炒乾水分，再放入栗子肉（切兩半）及醬油、黃酒同炒，加鹽和水，燜至熟。適用於梅尼爾病患者。

🌿 **魚鰾山藥**：魚鰾 30 g，去皮鮮山藥片 100 g，冰糖適量。魚鰾潤軟、切塊，和去皮鮮山藥片，同入砂鍋，加水燒開，入冰糖，小火煮至酥爛，分 2 次熱服。適用於腎精不足之內耳性眩暈。

🌿 **蜂蜜雞蛋芝麻膏**：芝麻、米醋、蜂蜜各 30 g，雞蛋 1 個。混勻，每次開水沖服 1/6。適用於氣血兩虛之眩暈。

飲食不宜

①　辛辣、刺激性食物

如芥末、蔥、洋蔥、生薑、大蒜等，可引起胃黏膜水腫，加劇嘔吐，

還可導致全身基礎代謝增加，氧耗上升，不利於眩暈症狀的恢復，故應忌食。

② **酒**

酒可使血液循環加快，血管擴張，在淋巴回流障礙的情況下，血流加快可使膜迷路水腫加劇，眩暈難愈。同時，對全身症狀的改善亦多有不利，故應忌食。

③ **鹽**

過多進食鈉鹽，易使淋巴液中的鈉離子含量增加，加重膜迷路水腫，故應忌食醃制及鹽分過高的食物。

CHAPTER

6

牙科
常見疾病

齲齒

齲齒俗稱「蛀牙」，是外界因素影響下，牙齒的琺瑯質、象牙質和牙骨質進行性破壞疾病。其病因較複雜，近年來提出四聯因素論，歸納為細菌及牙菌斑、食物、宿主與牙齒、底物和時間共同作用所造成的。本病需藥物治療、修復或摘除。

飲食建議

① **富含維生素 D、維生素 B1 的食物**

維生素 D 能促進鈣的吸收，增強牙齒骨質，有抗齲齒作用；維生素 B1 有控制蛋白質溶解作用，宜多食此類食物。

② **牛奶和茶**

最近，德國醫協會宣佈，茶葉和牛奶都具有明顯的防齲齒作用。茶葉中含有一定數量的氟化物，每日飲 2～3 杯茶水有抗齲齒作用。牛奶可中和口腔內糖酵解產生的酸性物質，從而防止對牙齒的腐蝕。但牛奶與茶中均不宜加糖，否則無防齲齒作用。

③ **含纖維素多的食物**

蔬菜和粗糧、豬瘦肉對牙面有摩擦和清潔作用，且不易發酵，使牙面更

加光潔，細菌不易滋生繁殖。因此，吃含纖維素多的食物可預防齲齒。此類食物有白菜、胡蘿蔔、萵苣、蔥頭、豆芽、青椒、蘋果、西瓜、黃瓜、芹菜、韭菜、竹筍等，宜適當多食，但食用後要用水漱口。

④ 含氟量較高的食物

如芋頭、乾茶葉、魚頭、肉類、雞蛋及蔬菜等，宜常食。

⑤ 魚肉、粳米

因其含磷量高，可形成磷酸鹽緩衝系統，防止口腔過度酸化，具有預防齲齒的作用，宜常食。

⑥ 動物肝臟、腎臟

因其含有豐富的鐵和鋅，可抑制細菌產酸，也有防止齲齒的作用，宜常食。

⑦ 蒜、蔥、生薑

這些食物能抑制或殺死口腔中的細菌，宜適量食用。

⑧ 植物油

植物油能在牙齒表面形成疏水層，可以保護牙齒，防止牙質溶解。

⑨ 含鈣多的食物

鈣是組成牙齒的主要成分，乳類和豆製品的鈣含量最為豐富，尤其是乳類，鈣、磷比例較合適，容易吸收。此外，蝦皮、骨頭、牡蠣、淡菜、髮菜、海帶、紫菜、田螺、泥鰍、魚肉鬆、蛋黃粉、黑木耳、金針花、香菇、花椰菜、薺菜、油菜、莧菜、榛子、甜杏仁、核桃仁、蓮子、葡萄乾、橄欖、大棗、山楂、西瓜子等，鈣含量也比較多。烹飪富含鈣的食物，適當放點醋，有助於鈣的溶解，利於人體的吸收與利用。另外，常吃含檸檬酸的水果（如檸檬、柑、橘、楊梅等）也有助於鈣的吸收。

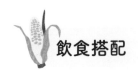

飲食搭配

❶ 動物內臟與海產品

要多吃富含維生素 D、鈣、維生素 A 的食物，如肝臟、蛋、肉等。含氟較多的食物有魚、蝦、海帶、海蜇等。

❷ 青菜與木糖醇

適當多吃些富含纖維素的蔬菜、水果，木糖醇、山梨醇等不能被致齲菌利用產生葡聚糖和有機酸，因而可以作為防齲的糖代用品。

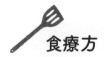

食療方

🌿 **花椒醋**：花椒 50 g，陳醋 250cc。花椒放入陳醋內，小火煎沸後，再煮 3 ～ 5 分鐘後，去掉花椒，醋涼後漱口。或花椒適量，研細末，醋調成糊，塞入齲洞內。或將花椒放在齲齒上，用力咬住 3 ～ 5 分鐘。適用於齲齒疼痛患者。

🌿 **綠豆雞蛋糖水**：綠豆 100 g，雞蛋 1 個。將綠豆搗碎，用水洗淨，放鍋裡加水適量，煮至綠豆爛熟，把雞蛋打入綠豆湯裡，攪勻，稍涼後一次服完，連服 2 ～ 3 天。適宜口腔紅腫熱痛的風熱牙痛者食用。

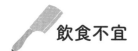 **飲食不宜**

❶ 甜食

尤其是蔗糖，它的致齲作用最顯著，使琺瑯質變色，局部軟化、疏鬆，形成齲洞，日久牙齒動搖，故應忌食。

❷ 辛辣、刺激性食物

如洋蔥、辣椒、韭菜、大蔥、芥末、辣粉、蒜等，能生熱助濕，火性上炎，加重齲洞破壞程度，故忌食辛辣食物及辛辣調味品。

❸ 煙

吸煙直接刺激口腔，增加細菌感染，是引起齲齒的重要因素之一，所以齲齒患者禁忌吸煙。

❹ 酒和興奮性飲料

酒含有酒精，能刺激神經系統，尤其是高濃度的烈酒，對肝、胃、腸等均有害無益；興奮性飲料，如咖啡、可可等也有類似作用，故均應禁忌飲用。

❺ 炸、烤、煎食物

這類食物直接增加牙齒負擔，又間接加重了胃腸負擔，並在烹調過程中維生素被破壞殆盡，甚至外焦內生，可導致全身抵抗力低下，加重齲齒程度，故應忌食。

❻ 酸性食物

因其對齲齒是化學刺激因素，使牙齒齲壞部位加深，牙本質發脆，甚至脫落。因此，齲齒患者飲食應忌多用酸性食物，特別是晚間，於進食後應立即刷牙、漱口，以免加重齲齒病變。

2　牙周病

牙周病是牙周組織發生炎症和破壞致牙槽化膿。病因局部因素與慢性齦炎相同，為菌斑咬合創傷等，尤其是齦下牙石和齦下菌斑起主要作用，齦下菌斑中革蘭陰性桿菌比率升高，如齦類桿菌、嗜二氧化碳菌等，細菌及其代謝產物是導致牙周組織破壞的起始因子，宿主免疫功能改變是疾病發生發展的促進因素。臨床特點：① 牙齦炎性出血、腫脹；② 牙周袋形成，是牙周病重要臨床症狀之一；③ 牙齒鬆動，可判斷牙周病的嚴重程度；④ 牙齦退縮，牙根暴露，附著喪失。治療：① 齦上潔治術；② 消除牙周袋的手術；③ 鬆動牙固定術；④ 拔除不能保留的病牙；⑤ 抗生素抗炎。

飲食建議

❶ **含氟量較多的食物**

如芋頭、乾茶葉及肉、蛋等，宜常食。

❷ **富含多種維生素的食物**

維生素 A 可預防牙周病，加強琺瑯質的抵抗力，使牙周組織的上皮細胞活力增強；維生素 B1、維生素 B2、煙酸是牙周病防治中需補充的營養素；維生素 C 與膠原的合成和牙本質細胞、成骨細胞的功能有關，對牙齦、

牙槽骨、牙周膜均有不同程度的影響。此類食物有動物肝臟、豬瘦肉、蛋黃、胡蘿蔔、新鮮蔬菜和水果，以及全麥、糙米等，宜常食。

❸ **清淡、易消化的食物**
適於上火引起的牙周病患者食用。

❹ **富含優質蛋白質的食物**
適於腎虛引起的牙周病患者食用，如牛奶、貝類及新鮮的紅色、黃色、綠色蔬菜。

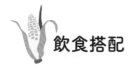

飲食搭配

❶ **綠豆與蘆根**
兩者相配可清火邪，可煮湯食用。

❷ **高蛋白食物與綠色食物**
高蛋白食物可以增強機體抵抗力及抗炎能力，提供損傷組織修復所必需的原料，如豆製品、雞蛋、牛奶、瘦肉、魚蝦等。綠色蔬菜富含 B 群維生素、維生素 C、維生素 D、維生素 E 和葉酸等。B 群維生素有助於消化，能保護口腔組織；維生素 C 可調節牙周組織的營養，可促進牙齦出血復原，有利於牙周病的康復。

食療方

🌱 **黃瓜炒瘦肉：**黃瓜 2 根，瘦肉糜 50 g。黃瓜去瓜瓤，加瘦肉糜同炒，佐餐食用。適用於胃中積熱的牙周病患者。

- **木耳青魚湯**：青魚 1 段（250 g），黑木耳 15 g，油適量。青魚油煎後，放水煮湯，加入黑木耳（事先水發）。食魚喝湯。適用於脾腎兩虛型牙周病患者。

- **馬蘭煮雞蛋**：馬蘭頭 30 g，熟雞蛋 2 個，鹽少許。與熟雞蛋同煮，加鹽少許，煮 30 分鐘後喝湯食蛋。用於胃中積熱的牙周病患者。

- **海帶豆腐粥**：海帶 100 ～ 150 g，豆腐 250 g，粳米 30 g，蔥、鹽、油各適量。將海帶用溫水泡軟，切成絲狀；豆腐用油炸黃，切成小塊。粳米淘淨，入鍋內加水適量，與海帶、豆腐共煮粥，待粥將熟時加入蔥、鹽調味即可。益腎固齒。適用於預防牙本質過敏。

- **枸杞棗肉粥**：枸杞子 20 g，棗肉 30 g，粳米 60 g，白糖適量。先將枸杞子、棗肉和米煮熟，加入白糖食之。適用於腎陰虧損型，症見牙齒疏鬆搖動，牙齦潰爛萎縮，牙根顯露，潰爛邊緣微紅腫。

- **紅茶飲**：紅茶 50 g。加水 500cc，燒開，待溫度適宜時，先用煎液漱口，然後飲用。長期服用，殺菌固齒，適用於預防齲齒、牙本質過敏。

飲食不宜

❶ 煙燻食物

煙燻食物，如煙燻鰻魚、烤羊肉等可直接刺激牙周黏膜，熏灼齒齦，破壞黏膜的上皮細胞，使之充血、水腫，發生破損，引起疼痛、出血、膿腫，波及咽部、頜下黏膜，引起淋巴結腫大，吞咽困難，甚至導致膿毒敗血症，對患者不利，故均應禁忌食用。

② **辛辣、刺激性食物**

蔥、蒜、韭菜及油炸食物能助濕生熱，不易消化，需要反覆咀嚼，使牙齦腫痛日久不愈，細菌反覆感染、流膿、出血，所以皆應忌食。

③ **堅硬、粗纖維食物**

這類食物質地堅硬，或含纖維粗而多，易使牙齦黏膜破損潰爛，故應忌食。

④ **含膽固醇、嘌呤較高的食物**

如肉湯、雞湯、蛋黃、動物內臟、菠菜、黃豆、豌豆等皆應忌食。

⑤ **鹹寒、變質食物**

如鹹魚、蝦醬等，對黏膜有刺激作用，且性寒，易傷腸胃。若消毒不嚴，容易變質，使細菌繁殖，致使局部牙周黏膜感染，故應忌食。

⑥ **甜膩食物**

尤其是含糖、脂肪高的食物，會對牙齦有刺激作用，又不易消化，故應忌食。

3 牙髓炎

牙髓炎多數是由於感染、化學刺激、物理刺激、外傷撞擊損及牙髓所致。臨床分為急性牙髓炎和慢性牙髓炎。症見對冷熱、甜酸刺激敏感，自發性陣

發性痛、夜間痛、跳痛。治療：① 對深齲牙髓炎，早期安撫治療，盡可能消除炎症，保存活髓；② 牙髓活力不能保存，採用髓切除術；③ 針灸、藥物止痛。

飲食建議

❶ 高蛋白質、富含維生素的流質或半流質飲食

適用於高熱期患者食用，如牛奶、米湯、雞蛋湯、麵條等，還可選用豬瘦肉、豬肝、豬腰、雞、鴨、牛肉、雞蛋、魚、豆類及其製品、菠菜、番茄、絲瓜、冬瓜、蘋果、橘子、香蕉、大棗、藕等，製成流質或半流質食物食用。

❷ 高蛋白、富含維生素的正常飲食

恢復期體溫正常的患者食用，宜由半流質逐漸轉為正常飲食。可選用平補或溫補的食物，如牛肉、羊肉、鴨、甲魚、黃鱔、蝦、蟹、花生、核桃仁、松子、瓜子及新鮮蔬菜、水果等。

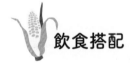 ## 飲食搭配

❶ 甘草與綠豆

兩者相配可驅火消炎，適用於牙痛患者。綠豆 100 g、甘草 15 g，水煎，去甘草，分 2 次食豆飲湯。

❷ 柳樹根與豬瘦肉

兩者相配可消腫止痛，適用於牙齦腫脹、腮部紅腫的風火牙痛者。柳樹根 50 g、豬瘦肉 100 g，兩物洗淨加適量水同煲，調味後飲湯吃肉。

食療方

- 🍃 **蓮心冰糖煎**：青蓮子心 2～3 g，冰糖 10 g。水煎，時時飲用。適用於反覆發作的頑固性牙痛。

- 🍃 **石膏綠豆湯**：生石膏 30 g（白布包），綠豆 60 g。水煎，去石膏，早晚 2 次服食。適用於牙痛較重，牙齦紅腫疼痛，難以忍受，遇冷痛減，遇熱痛重者。

- 🍃 **蒺藜雞蛋湯**：生石膏 30 g，刺蒺藜 15 g，茶葉少許，雞蛋 2 個（輕敲開裂縫）。水煮熟，分 2 次，食蛋飲湯。每日 1 劑，連服 3 劑。祛風清熱、消腫止痛，適用於牙痛，牙齦輕度紅腫，受熱刺激則疼痛加重，怕風發熱者。

- 🍃 **六月雪煮雞蛋**：六月雪 10 g，胡椒 5～7 粒，紅糖 30 g，雞蛋 2 個。同煮至蛋熟，去殼，再煮 10 分鐘，食蛋飲湯。適用於牙髓炎疼痛患者。

- 🍃 **蒼耳子雞蛋餅**：蒼耳子 6 g，雞蛋 1 個。先將蒼耳子焙黃去殼，將其仁研成細末，與蛋和勻，不放油鹽，炒熟服食。每日 1 個，連服 3 劑。

飲食不宜

① **辛辣、刺激性食物**

如辣椒、洋蔥、韭菜、大蔥、蒜等，因其生熱，刺激牙髓使疼痛加重，故應忌食。

② **酒及興奮性飲料**

酒可刺激神經系統，興奮性飲料如咖啡，也有類似作用，還可刺激牙髓，使疼痛加劇，故應忌飲。

③ **粗糙、堅硬食物**

如芹菜、芥菜、大頭菜、甘蔗等，易損害牙齒，刺激牙髓，使症狀加重，故應忌食。

④ **甜膩食物**

牙髓炎患者多伴有齲齒，甜膩食物致齲作用顯著，易使局部組織發生壞死，亦可刺激牙髓，故應忌食。

⑤ **生冷、寒涼食物**

生冷、寒涼食物不利於炎症的清除，故應忌食。

⑥ **炸、烤、煎食物**

這些食物可增加牙齒負擔，咀嚼困難，故應忌食。

⑦ **酸性食物**

酸性食物對牙髓是一種化學刺激，可加重疼痛，故楊梅、醋、酸辣菜應忌食。

CHAPTER

7

皮膚科
常見疾病

1　濕疹

　　濕疹是一種常見的過敏過敏反應性炎症性皮膚病，可發生於任何年齡。本病病因不十分清楚，似乎與內因、外因都有關係。所謂內因，主要指遺傳因素。當父母雙方均為過敏體質時，孩子有 70% 的可能會是過敏體質，而父母一方為過敏體質時，這種可能性為 50%。所謂外因，常見的為食物因素、環境因素、護理不當等，由於生活不規律，造成胃腸功能障礙，導致消化不良，也可誘發濕疹。長期以牛奶為主食，使血中不飽和脂肪酸含量降低也能誘發濕疹。常見症狀是出現細小水皰，水皰破潰後產生濕性結痂，皮損可以迅速蔓延至其他部位，主要是頭皮、頸項、前額、手腕、四肢，有時也可以發生在臀部。濕疹主要是對症和對因治療，對因治療要求找出過敏原，清除一切過敏因素；對症治療主要包括消炎、止癢、抗過敏治療。濕疹面積不大的，可每日數次用冷開水清洗濕疹部位，晾乾或用清潔紗布拭乾後，局部用 1% ～ 4% 硼酸水洗或濕敷，塗擦卡拉明洗劑或濕疹霜。

飲食建議

❶　清淡、少鹽飲食

　　可減少患處滲出液，如綠葉菜汁、番茄汁、胡蘿蔔汁等，不但可增強上

皮組織的抵抗力、防止感染，還可調節生理功能，減少皮膚過敏反應，宜常食。

② **清熱、利濕、涼血、解毒食物**

在日常飲食中選擇一些具有清熱、利尿、涼血作用的食品。如黃瓜有清熱利水解毒之功效，芹菜清熱利濕，茭白清熱除煩，絲瓜清熱涼血，冬瓜清熱利水濕，蓮藕涼血生津利尿。還可給予清熱食物，如綠豆、紅小豆、莧菜、薺菜、馬齒莧、萵筍等。適當補充豬瘦肉、牛肉等。

③ **用植物油烹調**

如用香油、菜籽油、花生油、豆油等，這樣可提高血中不飽和脂肪酸的含量，有利於促進濕疹痊癒。

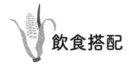

飲食搭配

① **葷與素**

葷、素搭配，品種多樣化，多吃水果和新鮮蔬菜。

② **植物蛋白與蔬菜**

可多吃植物性蛋白、豆類食品、水果和蔬菜。

食療方

🌿 **百合綠豆湯**：百合、綠豆各 30 g，白糖適量。前兩味加水共煮至綠豆爛熟，加白糖調味。每日 1 劑，分 2 次服食。滋陰清熱，利尿解毒。

🌿 **蓮花粥**：蓮花 5 朵，糯米 100 g，冰糖 15 g。先將糯米加水煮粥，待粥將

成時，加入冰糖、蓮花稍煮即可。當早餐用。清熱利濕。

🌿 **紅小豆**：紅小豆 10 g，雞蛋清 1 個。紅小豆焙乾研成粉末狀，用雞蛋清調成糊狀，塗於患處。若滲液多者，可加松花粉敷之。

🌿 **芹菜湯**：芹菜 250 g。煎湯，吃菜飲湯，連續服用。

🌿 **白菜蘿蔔湯**：新鮮白菜 100 g，胡蘿蔔 100 g，蜂蜜 20cc。將白菜、胡蘿蔔洗淨切碎，按 2 碗菜 1 碗水的比例，先將水煮開後加菜，煮 5 分鐘即可食用，飲湯時加入蜂蜜，每日 2 次。適用於熱盛型濕疹，症見皮損紅腫流水，瘙癢劇烈，尿黃、便秘。

🌿 **黑豆生地飲**：黑豆 60 g，生地黃 12 g，防風 6 g，冰糖 12 g。前三味加水適量，煮取汁液，再將藥汁倒入鍋中，加冰糖，邊攪邊加熱，至糖溶化為度。每日 1 劑，空腹服。健脾清熱，養陰解毒。

🌿 **綠豆海帶湯**：綠豆 30 g，海帶 30 g，魚腥草 15 g，薏仁 30 g，冰糖適量。將海帶切絲，魚腥草布包，與綠豆、薏仁同放鍋中煎煮，至海帶爛、綠豆開花時取出魚腥草。食用前用冰糖調味。每日 1 次，連用 10 日。清熱除濕止癢。

🌿 **茅根綠豆飲**：鮮白茅根 30 g，綠豆 50 g，澤瀉 15 g，冰糖 20 g。白茅根切段，與澤瀉一起先煮 20 分鐘，撈去藥渣，再入綠豆、冰糖，煮至綠豆開花蛻皮後，過濾去渣取汁。每日 1 劑，溫飲藥汁。清熱除濕，涼血解毒。

🔪 飲食不宜

① 發現牛奶過敏，可將牛奶多煮沸幾次，使牛奶中的乳蛋白變性。或停止飲用牛奶，改為羊奶、豆漿及其他適宜的代乳品。若發現致敏食物，如

魚、蝦、蟹、牛肉、羊肉、雞、鴨等，不論是哪一種引起的，均應禁忌，以免引起過敏反應，導致濕疹復發或加重病情。檢查食物的性質和配製方法是否合適，以及食物是否能引起過敏反應，如果對雞蛋過敏，因蛋白與蛋黃之間有一層薄膜，這是卵類黏蛋白，極易引起過敏現象，因此必須剝去。如果對魚肝油過敏，則停服。

② **辛辣刺激食物**

濕疹患者忌飲濃茶、咖啡、酒，忌吸煙，勿吃辛辣和刺激性食物。酒、煙、濃茶等的刺激，可使瘙癢加劇，使濕疹皮損難以痊癒。蔥、蒜、生薑、辣椒、花椒等味辛性熱，耗陰助陽，對濕疹是一種刺激，故應忌食。

③ **忌食巧克力。**

④ **忌食發濕、動血、動氣食物**

中醫認為皮膚濕疹患者應忌食發濕之食物，如竹筍、芋頭、牛肉、蔥、薑、梨、蒜、韭菜等；動血之物，如胡椒等；動氣之物，如羊肉、蓮子、芡實等。

⑤ **忌多食糖**

血糖高是葡萄球菌生長繁殖的條件之一，可造成皮膚感染、潰爛，而且常復發，久治不愈。因此不宜多吃糖。

⑥ **鹽**

鹽的主要成分是氯和鈉，過多的鈉能使體內積液太多。而嬰兒皮膚角質層較薄，末端毛細血管豐富，內皮含水和氧化物較多，較易發生過敏反應，故患兒食物應忌多鹽。

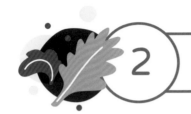

2 陰囊濕疹

陰囊濕疹是濕疹中常見的一種，局限於陰囊皮膚，有時延及肛門周圍。本病應採取抗過敏治療及局部治療（參見濕疹）。

飲食建議

❶ 含 B 群維生素的食物

如動物肝臟、牛奶、雞蛋、香菇、花生、綠葉蔬菜等，宜常吃。

❷ 魚卵

宜常吃。

飲食搭配

❶ 山藥與茯苓

兩者搭配可健脾除濕、養陰潤燥。適用於皮損滲水不多，基底暗紅，皮損肥厚，乾燥韌實，皸裂粗糙，有鱗屑，瘙癢時作者。

② 冬菇與莧菜

兩者搭配可滋陰養血潤燥，適用於陰囊皮膚皺折變粗變深，搔破後滲出血水，夜間瘙癢劇烈者。

食療方

- **三仁餅**：小麥（仁）粉 200 g，核桃仁（研細）15 g，花生仁（研細）20 g，茯苓粉 100 g，發酵粉適量。先將小麥粉、茯苓粉和勻，加水調成糊狀，再加入發酵粉拌勻後，將核桃仁、花生仁摻入麵團內，製成餅，入烤箱烤熟即成。養血潤燥滋陰，適用於皮損滲水不多，基底暗紅，皮損肥厚，乾燥韌實，皸裂粗糙，有鱗屑，瘙癢時作者。

- **茅根薏米粥**：生薏仁 300 g，鮮白茅根 30 g。先煮白茅根，約 20 分鐘後，去渣留汁，再放入已洗淨的生薏仁煮成粥。涼血祛濕止癢，適用於迭起紅斑，群集水皰，揩破滋水，糜爛滲出，皮膚瘙癢，便結溲赤者。

- **茅根綠豆飲**：鮮白茅根 30 g，澤瀉 15 g，綠豆 50 g，冰糖 20 g。先煮白茅根、澤瀉，20 分鐘後，去渣取汁。再加入綠豆，煮至綠豆開花後，加入冰糖略煮即可食用。適用於迭起紅斑，群集水皰，揩破滋水，糜爛滲出，皮膚瘙癢，便結溲赤者。

- **山藥茯苓糕**：生山藥 200 g，茯苓 100 g，大棗 100 g，蜂蜜 30cc。先將山藥蒸熟搗爛，大棗煮熟去皮、核，茯苓研細粉，與大棗肉、山藥拌勻，上鍋同蒸成糕，熟後淋上蜂蜜即可。健脾除濕、養陰潤燥，適用於皮損滲水不多，基底暗紅，皮損肥厚，乾燥韌實，皸裂粗糙，有鱗屑，瘙癢時作者。

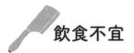 **飲食不宜**

參見「濕疹」相關內容。

頑癬

頑癬在身體各部位均可發生，是由真菌感染所致。根據致病性真菌侵犯人體部位不同可分為兩大類：侵犯表皮角質層毛髮和指（趾）甲的稱為淺部真菌，又可稱為皮膚癬菌或黴菌，有頭癬、體癬、股癬、手足癬；侵犯皮膚、黏膜、內臟、腦、骨骼系統的稱為深部真菌。淺部真菌流行佔 90% 以上，深部真菌病較為少見。臨床表現：① 瘙癢，多在夏季發作，冬季減輕或消失；② 頑癬，常呈環狀或多環狀，邊緣狹窄鮮明，高出皮膚，有小米粒丘疹、水皰結痂或鱗屑；③ 花斑癬，發生在胸背及頸部，好發於夏季，灰白色或黃色鱗屑斑；④ 疊瓦癬，面積廣泛，呈樹輪狀圓形鱗屑。

飲食建議

① **含維生素 A 豐富的食物**

如動物肝臟、豬瘦肉、雞蛋、魚等，有利於皮損上皮細胞的正常發育，宜常食。

② **含維生素 C、維生素 B12 及鈣的食物**

如乳類、綠葉蔬菜、豆類、蝦皮、動物肝臟等，對疾病痊癒有重要作用，宜常食。

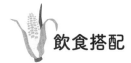

飲食搭配

① **蔬菜與瘦肉**

平常應多吃富含維生素 E、維生素 A 的食物，如新鮮綠葉蔬菜、番茄、胡蘿蔔、水果與瘦肉有利於病情的穩定。

② **粗糧與細糧**

粗糧和細糧搭配，既可提高銀屑病患者對食物蛋白質的充分吸收，又可增進食慾，經常進食少量粗糧，還可提高消化系統功能。

③ **葷與素**

素食主要是指粗糧、蔬菜等植物性食品，葷食主要指動物性食品。葷素搭配且以素為主，可使頑癬患者獲得豐富的維生素、無機鹽，且能提高蛋白質的生理利用度，保證人體對各種營養物質的需要。

食療方

- **荷葉粥**：鮮荷葉 20 g，粳米 200 g。將荷葉先煮 20 分鐘，去渣後放入粳米煮粥。早晚隨量服食。清熱泄濁。

- **藕節湯**：藕節 30 g。加水煎煮取汁，飲湯，每日 2 次，可連用 7 ～ 10 日。清瀉肺熱，涼血化瘀。

- **芹菜豆腐**：芹菜 20 g，豆腐 30 g，鹽少許。把芹菜洗淨切碎，與豆腐共同煮熟，加鹽調味即可服食。每日 1 劑，服食次數視病情而定。清熱解毒。

- **花生赤豆棗蒜湯**：帶衣花生米 90 g，紅小豆、大棗各 60 g，大蒜 30 g。以上諸物加水共煮湯，早晚分服。益氣養血，除濕解毒。

- **金針瓜絡蚌肉湯**：蚌肉 30 g，金針花 15 g，絲瓜絡 10 g，鹽少許。前三物加水適量煎湯，加鹽調味。飲湯吃肉，每日 1 次，連用 10 日。益氣養陰，清熱通絡。

- **魚腥豆帶湯**：綠豆 30 g，海帶 20 g，魚腥草 15 g，白糖適量。前三味加水煎湯，去魚腥草，加白糖適量調味，飲湯食豆和海帶。每日 1 次，連服 7 日。清熱解毒。

- **綠豆百合薏米粥**：薏仁 50 g，綠豆 25 g，鮮百合 100 g，白糖適量。百合掰成瓣，去內膜。綠豆、薏仁加水煮至五分熟後加入百合，用小火熬粥，加白糖調味。每日 1 ～ 2 次。養陰清熱，除濕解毒。

- **莧菜蕹菜湯**：馬齒莧、生蕹菜各 30 g。上兩味加水煎煮，取汁，飲服，每日 1 次。清熱除濕，涼血解毒。

- **土茯苓大棗煎**：大棗、土茯苓各 30 g。上兩味加水煎湯。飲湯，每日 2 次。清熱解毒涼血。

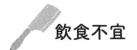 **飲食不宜**

❶ 辛辣食物

辛辣食物有助長體內濕熱的作用，頑癬患者體內多濕多熱，辛辣食物會使炎症擴散，故應忌食辣椒、韭菜、蒜苗、芥末等。

❷ 酒

酒能助長濕熱，故本病患者忌酒，特別是在頑癬初起階段，飲酒可導致細菌擴散。

❸ 煎、炸食物

煎、炸食物難以消化，並能助長濕熱，使濕熱壅滯，頑癬不易消退，故應忌食。

❹ 海腥、河鮮

因其具有很強的催發作用，故本病初起患者忌食。

❺ 補養類食物

羊肉、牛肉、豬肉及動物內臟具有補養作用，本病患者多為濕熱內蘊，熱毒纏身，上述食物會助火毒，故應忌食。

❻ 白糖

糖攝入後在體內經代謝變成脂肪，使皮膚分泌物增多，不利於皮膚病的治療，故應忌食。

4 帶狀皰疹

　　帶狀皰疹是由病毒感染所致的急性炎症性皮膚病，表現為成簇水皰沿體表一側的皮膚周圍神經呈帶狀分佈，常伴有神經痛及局部淋巴結腫痛，很少復發。帶狀皰疹病毒屬去氧核糖核酸皰疹病毒，與水痘病毒一致，又稱水痘帶狀皰疹病毒。因為是由水痘帶狀皰疹病毒感染引起的，所以使用抗生素無效，臨床上可以使用抗病毒治療。

飲食建議

❶ 清熱解毒、涼血活血的食物

　　綠豆性涼味甘，能清熱解毒，並能利水，宜用綠豆煎湯飲，或用綠豆煮粥服食。《本草綱目》云：「綠豆治痘毒。綠豆消腫治痘之功雖同赤豆，而清熱解毒之力過之。」此類食物如絲瓜、苦瓜、綠豆、竹筍、菠菜、芹菜、馬齒莧、菊花、豆腐等，宜常食。

❷ 清淡流質或半流質飲食

　　發熱時宜食牛奶、米湯、蒸蛋、麵條、餛飩等，還可加些豆製品、豬瘦肉等。可飲用西瓜汁、鮮梨汁、鮮橘汁和番茄汁。多吃些帶葉子的蔬菜，如白菜、芹菜、菠菜、豆芽。綠葉蔬菜含有較多的粗纖維，有助於清除體內積熱而通大便；也可吃清熱利濕的冬瓜、黃瓜等。

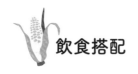

飲食搭配

❶ 粳米與荷葉

粳米煮成粥，粥將煮熟時，取荷葉一張覆蓋粥上，再稍煮即可，有清熱解毒之功效。

❷ 百合與紅小豆

百合、紅小豆、杏仁、粳米共同煮粥，清熱解毒，有利於帶狀皰疹的消退。

❸ 竹筍與鯽魚

竹筍和鯽魚煨湯，帶狀皰疹初起有透發早愈之效。

❹ 竹筍與粳米、肉末

三者搭配製成竹筍肉粥，有解毒、祛熱、清肺、化痰、利膈爽胃的功效。

食療方

🌿 **枸杞葉粥**：枸杞葉 30 g，粳米 50 g。先把枸杞葉擇洗乾淨，再與粳米一起加水熬粥。隨量作早晚餐食用。清熱瀉肝，適用於水皰、紅斑明顯，局部疼痛如火灼，多發生在胸脅部者。

🌿 **茉莉花糖水**：茉莉花 5 g，紅糖適量。茉莉花與紅糖放鍋內，加清水適量，煮至水沸，去渣。代茶頻飲。理氣活血、解鬱止痛，適用於紅斑、水皰大多消退或乾涸結痂脫落，疼痛不止，以至影響睡眠者。

🌿 **柴胡青葉粥**：大青葉 15 g，柴胡 15 g，粳米 30 g，白糖適量。先把大青葉、柴胡加水 1500cc，煎至約 1000cc 時，去渣取汁，入粳米煮粥，待粥將成時，入白糖調味。早晚分食，可連服數日。清瀉肝火，適用於水皰、紅斑明顯，局部火灼樣疼痛，伴口苦咽乾、口渴煩躁、食慾減退者。

- **竹茹桑葉茶**：竹茹 5 g，桑葉 6 g，炒穀芽 9 g。以上三者加水適量，共煎取汁。代茶頻飲，每日服用。清熱除煩、健胃消食，適用於水皰數目多，或有大皰、血痂、糜爛、滲液等，伴納食減少，大便溏或溏而不爽者。
- **馬齒莧薏米粥**：薏仁 30 g，馬齒莧 30 g。先將薏仁和馬齒莧加水煮熟，再加紅糖調味。連用 7 日。清熱解毒、健脾化濕，適用於紅斑明顯，水皰數目多，或有大皰、血痂、糜爛、滲液等。

飲食不宜

①　羊肉

性溫熱，能益氣補虛，但帶狀皰疹為病毒傳染性疾病。《中藥大辭典》認為，外感時邪之人忌食羊肉，故亦當忌之。

②　雞肉

明‧李時珍《本草綱目》中記載：「泰和老雞，內托小兒痘瘡。」痘疹內陷，難以發出者，食之則宜。若愈後，則應忌之，正如《隨息居飲食譜》所言：「凡時感前後痘疹後……皆忌之。」

③　雞蛋

清‧王孟英曾有告誡「多食動風阻氣……痘瘡皆不可食」。

④　肉桂

俗稱桂皮、官桂，為民間常用的五香調料，性大熱，味辛甘，屬純陽之物，溫熱助火、燥熱傷陰。因此，不宜以之為調料。

⑤　辛辣食物

帶狀皰疹患者應當忌吃生薑、大蔥、大蒜、洋蔥、韭菜、辣椒、胡椒等

辛辣食物，辛辣食物可助火生痰，使病情更為嚴重。

⑥ 發物

如芥菜、芫荽、薤白、香菇、南瓜、香椿頭、芸薹、鵝肉、白帶魚、黃魚、荔枝、龍眼肉會使帶狀皰疹增多、增大，延長病情，不宜食用。

⑦ 梅子、杏子、大棗、柿子、石榴、櫻桃、栗子，以及炒花生、炒蠶豆、炒瓜子、糍粑、年糕、肥肉、豬油、茴香、咖喱、芥末等也不宜進食。

⑧ 興奮性食物

如酒、咖啡、濃茶等，應忌飲。

⑨ 鹹寒食物

如鹹菜、鹹魚等，性寒味鹹，而寒主收引，鹹傷血，食後可致病變部位黏膜收縮，引起皮膚瘙癢、疼痛，故應忌食。

5 皮膚瘙癢症

皮膚瘙癢是許多皮膚病共有的一種自覺症狀，但如僅有皮膚瘙癢而無明顯的原發性損害時，則稱為瘙癢症。根據皮膚瘙癢症的範圍及部位的不同，可分為全身性和局部性兩種類型。開始只有局部瘙癢，進而擴展為全身。瘙癢常為陣發性，尤以夜間為重。因搔抓常有條狀痕、搓破、滲液、結痂等繼發損害。皮膚瘙癢症具有老年性、冬季性及夏季性之分。老年性瘙癢症多由於皮質腺功能減退所致，冬季性瘙癢症常為寒冷誘發。除應用藥物止癢外，還應針對病因治療。

 飲食建議

❶ 含維生素豐富的食物

維生素 A 能促進機體新陳代謝，如缺乏可引起皮膚乾燥和毛囊角化；維生素 B2、維生素 B6 能改善皮膚營養，增強皮膚的韌性和抵抗細菌的能力，如缺乏易患皮膚病而引起瘙癢。含維生素 A 的食物有動物肝臟、蛋黃、胡蘿蔔、油菜、芹菜、杏等；含維生素 B2、維生素 B6 的食物有酵母、麥麩、馬鈴薯、豌豆、黃豆、白菜、香蕉等。

❷　**含錳多的食物**

調查資料表明，皮膚瘙癢患者中，有 76% 的人體內缺乏微量元素錳。錳參與機體的物質代謝過程，能促進和提高蛋白質在體內的吸收、利用率，還有利於蛋白代謝廢物的排泄，減少有毒物質對皮膚的損害。此外，錳還能激發多糖聚合酶和半乳糖轉移酶的活性，維持正常的末梢神經傳導功能，保護皮膚，防止乾燥，減少和避免皮膚瘙癢的發生。含錳較多的食物有大豆、紅薯、花椰菜、大白菜、蘿蔔、番茄、杏等，宜常食。

❸　**清淡飲食**

高脂肪食物會增加皮膚油脂的分泌，易造成皮膚表面毛孔堵塞，發生炎症，引起瘙癢。高糖類食物會增加皮膚上細菌的繁殖，刺激皮膚，引起皮膚瘙癢，故宜常食清淡食物。

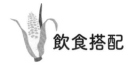 **飲食搭配**

錳可減輕和避免皮膚瘙癢的發生，某些維生素如維生素 A、維生素 B2、維生素 B6 等可防治皮膚瘙癢。含錳豐富的食物有大豆、紅薯、花椰菜、大白菜、蘿蔔、番茄、橘子、杏、瘦肉等。富含維生素 A 的食物有動物肝臟、蛋黃、胡蘿蔔、油菜、芹菜、杏、黃花菜等；富含維生素 B6 的食物有麥麩、馬鈴薯、豌豆、白菜、牛肝、腎、香蕉等；富含維生素 B2 的食物有黃豆、酵母、動物肝臟、香菇等。

食療方

- **桃仁粥**：桃仁 10 g，粳米 50 g，紅糖適量。核桃仁去皮，將核桃仁、粳米洗淨入鍋，加適量水煮成粥，加入紅糖適量調味即成。早餐溫熱後服食，連服 1 ～ 2 個月。養血活血、潤膚通便，適用於皮膚瘙癢症伴大便秘結者。

- **泥鰍煲大棗**：泥鰍 30 ～ 50 g，大棗 20 g，鹽各少許。泥鰍處理乾淨後，與大棗、水適量，置大火上燒沸，再用小火煮 25 分鐘，加入鹽調味即成。每天 1 劑，連服 10 劑。泥鰍性味甘平，入脾、肝、腎三經，能補中益氣、強精補血，與大棗共奏養血潤燥之功效。適用於頑固性皮膚瘙癢。

- **芥末豬肚**：豬肚 400 g，芥末 20 g，香菜末 10 g，調料適量。豬肚洗淨煮熟，切絲後加調料，後入芥末、香菜末。每日 1 次，7 天為一個療程。適用於皮膚乾燥，搔之脫屑，瘙癢不絕的頑固性皮膚瘙癢。

- **海帶綠豆薏米湯**：海帶 50 g，綠豆 100 g，薏仁 50 g，白糖適量。將海帶洗淨切碎，與綠豆、薏仁同煲至爛熟，加入白糖調勻，分次服食。隔天 1 次，連服 7 天。適用於皮膚乾燥，搔之脫屑，瘙癢不絕的頑固性皮膚瘙癢。

- **熟地當歸粥**：熟地黃 30 g，當歸 20 g，粳米 40 g，陳皮末少許。用熟地黃、當歸、粳米，加陳皮末少許煮粥，每日服 2 次，中午、晚上各 1 次。適用於頑固性皮膚瘙癢。

- **大棗冬青煲豬腳**：大棗 20 枚，毛冬青 50 g，陳皮 30 g，豬腳 1 隻，鹽少許。將大棗去核，毛冬青、陳皮、豬腳洗淨。湯煲內加入適量水，先用猛火將水燒開，然後放入所有的材料（鹽除外），改用中火煲 3 小時左右，加入少許鹽即可。適用於頑固性皮膚瘙癢。

🌿 **花果南杏排骨湯**：無花果 8 枚，南杏 15 g，陳皮 5 g，排骨 500 g，鹽適量。無花果用清水洗淨之後，切兩半，備用；將南杏去皮；湯煲內加入適量水，先用猛火將水燒開，然後加入無花果、南杏及陳皮、排骨，改用中火繼續煲 2 小時左右，加入少許鹽即可。適用於頑固性皮膚瘙癢。

🌿 **八寶肉皮粥**：胡蘿蔔 100 g，白及 10 g，枸杞子 20 g，海參 20 g，肉皮 100 g，粳米 100 g。上述原料煮粥食用。

🔪 飲食不宜

①　致敏食物

若在飲食方面發現致敏食物，應禁食，以免引起過敏反應，導致疾病復發或加重病情。

②　辛辣、刺激性食物

忌煙、酒、茶、咖啡、巧克力、辣椒、蒜、芥末、魚、蝦、海鮮、乳品等。這些食物有些帶強烈刺激性，有些則屬於過敏原，能使血管周圍釋放活性物質，使皮膚產生劇癢。

③　發濕、動血、動氣食物

皮膚瘙癢症患者應忌食發濕之物，如竹筍、芋頭、牛肉、蔥、生薑、梨、蒜、韭菜等；動血之物，如胡椒等；動氣之物，如羊肉等。

④　飲料

飲料中（尤其是兒童飲料）含有糖、香精、色素、蛋白質等多種成分，多是人體易發生過敏的物質，特別是兒童飲用後更易引起蕁麻疹、皮膚瘙癢、濕疹和過敏性皮炎等皮膚病。因此，忌多喝飲料。

銀髮樂齡族
延齡回春寶典

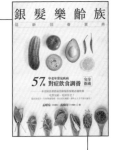

作　　　者	孟昭泉、孫樹印
發 行 人	林敬彬
主　　　編	楊安瑜
編　　　輯	林子揚
內 頁 編 排	李偉涵
封 面 設 計	李偉涵
編 輯 協 力	陳于雯、林裕強

出　　　版	大都會文化事業有限公司
發　　　行	大都會文化事業有限公司
	11051台北市信義區基隆路一段432號4樓之9
	讀者服務專線：(02)27235216
	讀者服務傳真：(02)27235220
	電子郵件信箱：metro@ms21.hinet.net
	網　　　址：www.metrobook.com.tw

郵 政 劃 撥	14050529 大都會文化事業有限公司
出 版 日 期	2020年10月初版一刷
定　　　價	350元
I S B N	978-986-99519-0-6
書　　　號	Health+167

Metropolitan Culture Enterprise Co., Ltd.
4F-9, Double Hero Bldg., 432, Keelung Rd., Sec. 1,
Taipei 11051, Taiwan
Tel:+886-2-2723-5216　Fax:+886-2-2723-5220
E-mail:metro@ms21.hinet.net
Web-site:www.metrobook.com.tw

◎本書由化學工業出版社授權繁體字版之出版發行。
◎本書如有缺頁、破損、裝訂錯誤，請寄回本公司更換。

國家圖書館出版品預行編目（CIP）資料

銀髮樂齡族：延齡回春寶典 / 孟昭泉, 孫樹印合著
. -- 初版. -- 臺北市：大都會文化, 2020.10
256面；14.8×21公分
ISBN 978-986-99519-0-6(平裝)

1.中老年人保健 2.保健常識 3.健康法

411.1　　　　　　　　　　　　　　109013800